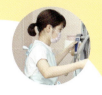

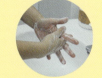

看護補助者のための
看護と介護の実技ブック

監修：杉本　侃（緑風会病院理事長）
著　：今仲詩絵

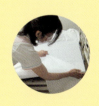
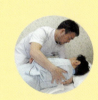

へるす出版

監修にあたって

『看護補助者のための看護と介護の実技ブック』は，看護補助者（看護助手）を対象に看護と介護の実技を解説したものである。

　看護助手は，医療には直接関与しないが，患者の入院生活にあたり，ベッドや病院衣の準備などの環境整備や，さまざまな日常生活の介助などを行う人たちである。入院支援といっても，寝たきりの人，意識がはっきりしない人，しっかり座れない人，少しは手が使える人など，患者の病状にはいろいろあるため，それぞれ違った対応が必要になる。しかし，看護助手による介護と看護の実技については，まとまった書物が少ない。そのため，私の病院では自分たちでマニュアルを作成し，若い看護師や看護助手の教育のために用いてきた。この何年かは，当院の今仲詩絵看護師長が，看護助手教育の実際を指導し，いろいろと改善を加えてきた。

　これらは，かなり完成の域に達しており，看護助手だけではなくもっと広く介護施設や家庭内での看病にも，応用できるのではないかと思いあたった。いわゆる三大介助と呼ばれる食事介助・入浴介助・排泄介助は看護の一部門でもあることからわかるように，看護と介助には共通したものが多いからである。

　一般への刊行について，私の旧知のへるす出版の佐藤社長に相談したところ快諾を頂いたので，当院のマニュアルに，以下の改訂を加えることにした。

(1) 出典が明らかでない図や絵をすべて一新し，文章も専門用語を少なくし，広く一般の方の理解を得やすいように心掛けた。
(2) 病院や介護施設にはさまざまな患者が収容されている。ノロウイルスなどの感染症は，看護や介護行為で伝播・拡大することもあり得ることから，清潔と感染についての十分な知識と手技は習得すべき第一歩である。したがって，その予防手技については丁寧な解説を行った。
(3) 介護・介助にあたっては，行う人の負担を軽減する配慮も必要である。患者の体位変換・臥位からの起床・車椅子やストレッチャーへの移動などは，看護する人に職業病といわれる腰痛を起こす原因になりやすい。これにも一定の手技があり，その要領を習得すれば，双方の負担を著しく軽減できる。そのため，わかりやすい説明になるよう工夫をこらした。

本書では，具体的な手技に重点を置き，写真で実技を紹介し容易に実践できるよう記載した。幸いにへるす出版の石橋あきさんに説明文の添削や画像の配置などに全面的なご協力をいただき，レイアウトも一新した。ここまで完成度の高い著作ができたのは，ひとえに同氏の支援によるものであり深謝する次第である。

　本書は，病院での看護と介護を中心に記載し，やや高度な内容も含めたが，今や機械浴の施設も広がりつつあり，酸素吸入なども在宅で行われる時代になったので，介護施設や在宅でも使っていただけるものと期待している。

　執筆責任者の今仲詩絵看護師長は，病院関係者の意見を集約し，自分たちで写真のモデルだけでなく撮影まで行った。私もまた，スタッフたちが熱心に勉強を続け，著作を刊行するにいたったことを，共に誇りに思って喜ぶ次第である。

2019年5月

杉本　侃

　へるす出版の佐藤枢社長に謝意を表したい。へるす出版には，私が大阪大学の救急医学講座の教授時代，日本救急医学会を立ち上げた当初から全面的な協力を得て，学会の機関誌の刊行を担当して頂いた。日本救急医学会の急速な発展とともに，新しい医学出版社として急成長を続けていることは誠に慶賀の至りである。大学での任を終えた私が，第一線の救急病院で，再び，同社から著作を刊行できたことは，大きな悦びとするところである。

序　文

　緑風会病院では開設当初より看護助手が配置されていた。その後，医療にかかわる体制の変遷に伴い，看護師と協働する看護補助者が必要となった。

　看護補助者の業務は，①環境整備などの生活環境にかかわる業務，②入浴介助など患者の日常生活に直接的にかかわる業務などを担っている。私は，2012年より看護補助者の育成の指導担当に任命された。その経験をとおして感じたことは，通常，看護補助者は長年の臨床における経験から，療養上の世話や観察の要領も理解できるようになっているが，新人看護補助者は現場に立つだけで不安で，技術に対しての自信がないことであった。看護補助者同士で指導は行われているが，指導方法には個人差もあり教材を使用していることが少なかった。そこで，看護補助者の看護技術をマニュアル化し，作成してはどうであろうか，と考えた。

　マニュアル作成当初より，比嘉順子看護補助者主任には現場で必要な項目の選抜や，構成などたくさんの助言と協力をいただいた。このマニュアルを新人看護補助者の指導に用い続けながら，関係者の助言を得て改訂を続けてきた。

　今回，幸いにもこのマニュアルが広く世に出る機会を得て，関係者一同大いに感激し，さらに充実した内容にすべく，大改訂を行った。まず，当院のリハビリテーションの加藤紀仁技師長にストレッチャーや車椅子へ患者を移すなど，大きく動かすときの要領・手技を，必要な角度での写真付きで解説していただいた。看護補助者の皆様には，細部にわたる意見を集めながら，かつ写真のモデルを引き受けていただいた。これは，第三者の肖像権に配慮したためである。もっとも重要な写真撮影は塩田大診療放射線技師にすべての取り直しをお願いした。一目見てよくわかる角度の構図を得るのに特段のご尽力をいただいた。これらの作成過程は，全員が知恵を絞りながら行ったため，作成に至る毎日は全員が楽しく充実した時間を過ごすことができた。一同にお礼申し上げたい。

　おわりに，看護補助者の指導という大きな役割を与えて頂き，看護手順マニュアル作成をいつも応援してくださった岸田貞子前看護部長，そして医学的ご指導と本書の監修にあたってくださった当院理事長杉本侃先生に心より感謝申しあげます。

2019年5月

今仲　詩絵

CONTENTS

I章 標準的な感染予防　1

- 手指衛生（流水と手洗い剤） ……… 2
- 手指衛生（アルコール消毒） ……… 4
- 標準防護（ビニール製エプロン） ……… 6
- 標準防護（マスク） ……… 8
- 標準防護（手袋） ……… 10

II章 入浴　13

- 入浴の準備（シャワー浴・入浴） ……… 14
- 坐位が保持できる患者（シャワー浴） ……… 15
- 坐位が保持できない患者（シャワー浴） ……… 16
- 坐位が保持できない患者（浴槽への出入り） ……… 18
- 全身清拭 ……… 20

III章 口腔ケア　23

- 自分で坐位が保持できる患者 ……… 24
- 坐位が保持できない患者 ……… 26
- 入れ歯のある患者 ……… 28
- 自分で口を洗えない患者 ……… 29

IV章 食事　31

- 座ることができるが，一人で食べられない患者 ……… 32
- 上体を起こせず座って食事ができない患者 ……… 34

V章 排泄　37

- ポータブルトイレ ……… 38
- 尿器・便器 ……… 40
- オムツ交換 ……… 42
- 陰部洗浄 ……… 44

VI章 体位変換 　47

- ベッド上での水平移動 　48
- ベッド上での水平移動（スライドシートを利用して） 　50
- ベッドの頭側に引き上げる 　51
- 仰臥位から側臥位 　52

VII章 移　乗 　55

- 車椅子移乗（ベッドから車椅子） 　56
- 車椅子移乗（車椅子からベッド） 　58
- 介助者2人での移乗 　60
- 介助者2人での移乗（平行移動） 　62
- スライドボードでの移乗 　64
- ハンドル付介助腰ベルト（フレキシベルト）での移乗 　65

VIII章 酸素療法 　67

- 酸素ボンベの準備 　68
- 酸素療法（中央配管からの酸素投与） 　70
- 医療用酸素濃縮装置 　72

IX章 環境整備 　73

- シーツ交換 　74
- シーツ交換（床上安静を要する患者） 　76
- ベッド周囲の清掃 　78

Ⅰ 標準的な感染予防

　感染予防の装具には，ビニール製エプロン，マスク，手袋の着用が含まれます。患者と介護者双方をお互い感染から守るために，これらの装具を適切に使用する必要があります。1人の介護者が複数の患者の介護をするときは，介護者の手を通じて感染が拡大する危険性が常にあります。これらの装具はその予防のためにも不可欠です。

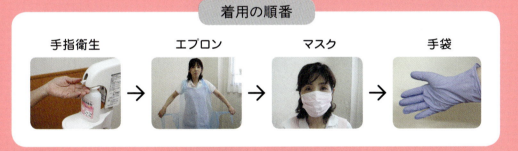

着用の順番：手指衛生 → エプロン → マスク → 手袋

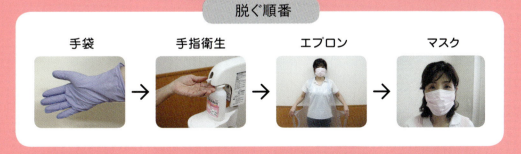

脱ぐ順番：手袋 → 手指衛生 → エプロン → マスク

手指衛生（流水と手洗い剤）

目的　ノロウイルスやインフルエンザなど，病気を引き起こす感染症の多くは，手を介して体内に侵入することが多いといわれている。
手洗い剤と流水で病原微生物をきれいに洗い流す習慣をつけることが，感染対策の基本であり，もっとも重要な手段である。

必要物品　☐ 手洗い剤　　☐ 洗い場　　☐ 紙タオル

手順

1. 流水で手指を濡らす。

2. 手洗い剤を適量，手のひらに受け取る。

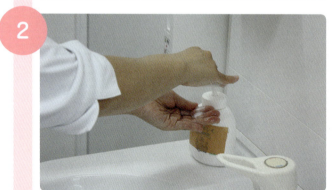

3. 両手のひら同士を擦り合わせる。

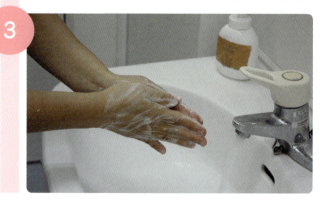

4 両手，指の間もしっかりと洗う。

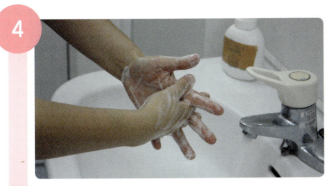

5 親指を手で包み洗う。

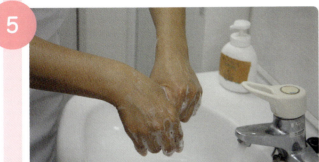

6 指先は手のひらで洗う。

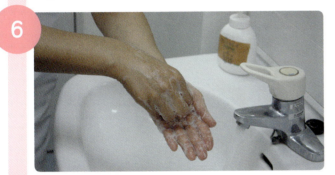

7 手首も丁寧に洗う。

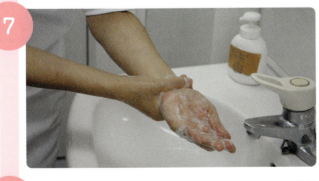

8 流水でよくすすぐ。

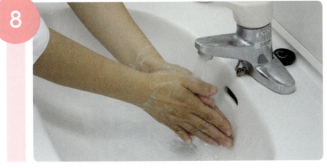

手指衛生(アルコール消毒)

目的 手洗い設備のないところで使用する。別の患者の介護に移るときや目に見える汚染がないときなどに使用する。

必要物品 ☐ アルコール消毒剤

手順

1 手のひらに、アルコール消毒剤を受け取る。

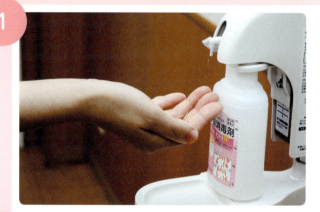

2 両手のひら同士を擦り合わせる。

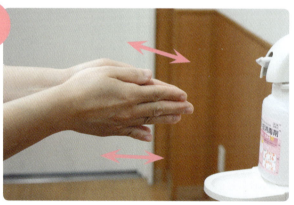

3 指先、指の背を手のひらで擦る。

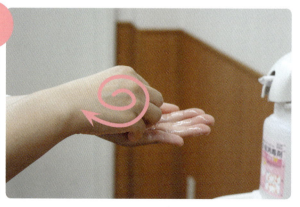

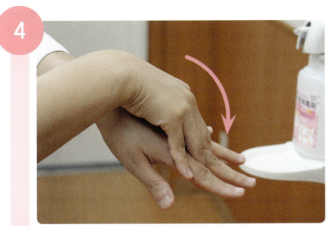

手の甲もしっかり擦る。

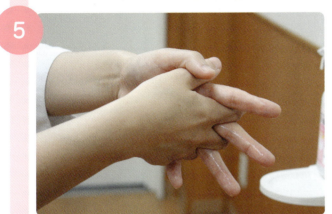

指を組んで，両手の指の間も擦る。

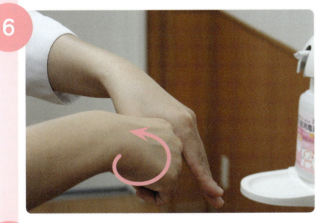

親指もしっかり擦る。

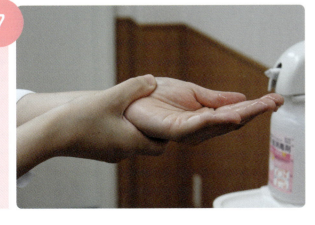

両手首もしっかりと擦る。

標準防護（ビニール製エプロン）

目的　病院や介護施設では，ビニール製エプロンが便利である。正しいビニール製エプロンの装着方法と脱衣方法を習得し，患者の血液・体液や分泌物からの衣類などへの汚染を防ぐ。なお，ビニール製エプロンは，1人の患者に1枚ずつ使うのが原則である。

必要物品
☐ ビニール製エプロン

手順

1　ビニール製エプロン着衣

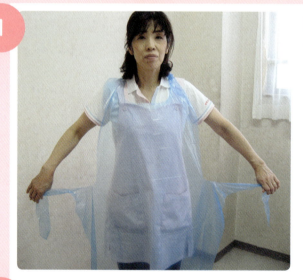

清潔な手でビニール製エプロンを取り出し，首にかける。腰ひもを広げて，ひもは後ろで結ぶ。

2　ビニール製エプロンを脱ぐ

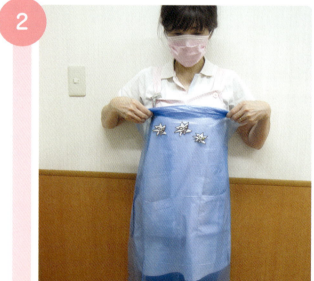

ビニール製エプロンの前面は介護操作のときに汚染されるので，脱ぐときの操作が重要である。
首ひもを前方に引きちぎる。
その後，汚染した面に触れないように，ビニール製エプロンの胴体部分まで汚染面をくるみながら外していく。

③ 汚染した面に触れないように，胴体部分までビニール製エプロンを外せたら内側へくるみ，腰まできたら裾からも内側にまるめ，腰ベルトも引きちぎる。小さくしてまとめる。

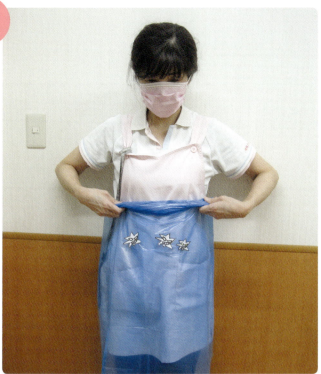

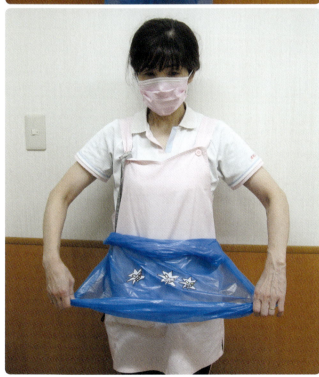

④ ビニール製エプロンの放置は感染源となるので，すぐに廃棄する。
ビニール製エプロンの再利用はしない。

⑤ 最後に手指衛生を行う。

標準防護（マスク）

目的　マスクを着用することで，せきやくしゃみなどで飛び散る微生物やウイルスを吸入することを防止する。また，介護者の口や鼻の微生物やウイルスを飛散させることも防止できる。マスクは鼻と口を覆い，介護中には素手でマスクに触れない。触れた場合は，手指衛生を行うことが大切である。

必要物品
- ☐ サージカルマスクの使用が原則

手順

1 サージカルマスクの装着

汚染されていない手指で装着する。
鼻から口まで，きちんと覆う。（正しい装着）

鼻と口をしっかりと覆うために，鼻の部分に，鼻の形に沿って針金で調節できるようになっている。自分の鼻の形に合わせて密閉させるように，普段から習慣づけておく。

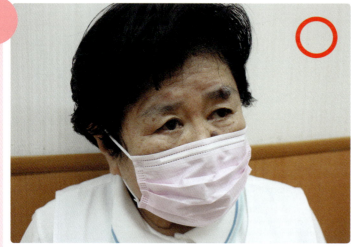

【正しい装着】
鼻，口とがすべてマスクで覆われている。

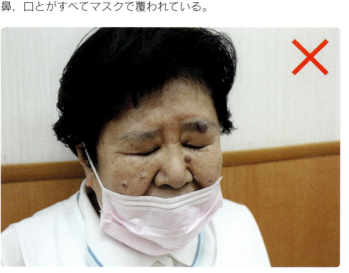

【間違った装着】
鼻が出ていてマスクで覆われていない。

② マスクの種類

サージカルマスク，N95マスクがある。

サージカルマスクは，飛沫粒子の吸入を予防するための防御マスク。直径4〜5μmの粒子まで濾過でき，飛沫感染を予防することができる。インフルエンザ対策などとして用いられている。

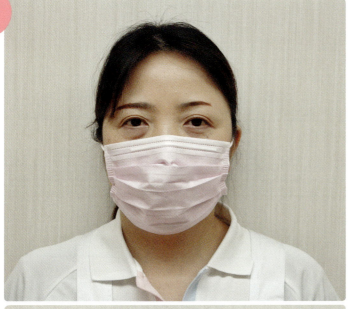

N95マスクは，結核患者を介護するときに使用する特殊なマスクである。

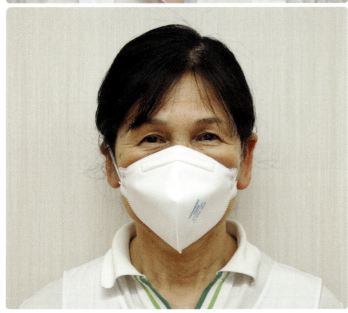

③ マスクを外す

表側は不潔なので触れないようにして，外す。指定のゴミ箱へ廃棄する。

標準防護（手袋）

目的　手袋を清潔に着脱するためには，訓練が必要である。患者に触れた手の面は，汚染されている。新しい手袋は清潔なので，この面に触れないように着用する。また，患者に触れた手袋は，汚染されているため，この面に触れないように，脱がなければならない。

必要物品　☐ 手袋　　☐ ディスポーザブルエプロン　　☐ サージカルマスク

手　順

1

手袋の着用方法
手袋の手首の部分をつかんで，はめる。

2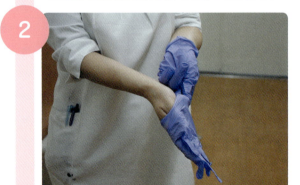

反対の手も同様に，手首の部分をつかんではめる。

手のひら面に触らないように，着用するのが大切である。

3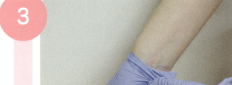

手袋の外し方
片側の手で，反対側の手袋の外側を持ち，自分の皮膚に触れないように外す。手袋は握り込んで脱ぐ。

4

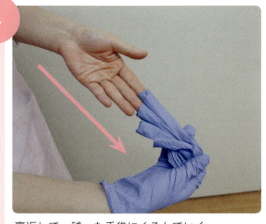

汚染された部位をくるむようなイメージで，袖口から指へ向かって外すようにする。

片手が外れたら，反対側の手袋も外す。手袋の表面は不潔なので，手袋の内側から指を引っかけて外すようにする。

指先は汚染がひどい部位なので，絶対に触れないように意識する。
不潔な手袋は指定されたゴミ箱へ廃棄する。

裏返して，残った手袋にくるんでいく。

5

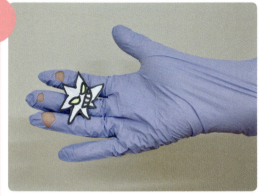

手袋交換のタイミング

患者の介護を終えて別の患者の介護に移る前に交換する。
同じ患者でも各介護ごと，または汚染した場合は，手袋を交換する。
汚染した手袋はその都度交換する。
手袋が破損した際もその都度交換する。

介護者の手でばい菌をばらまかないように。

手 袋 の 種 類

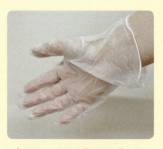

プラスチックグローブ

介護者が主に使用する手袋。排泄物や粘膜に触れるときに使用する。患者ごとまたは汚染に触れるたびに交換をする。

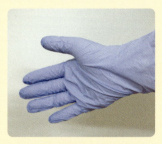

グレイシアゼロ テンピーク スニトリル検査用グローブ

医師，看護師が主に使用する手袋。血液，体液，分泌物に触れるときに使用する。テープが手袋につきにくい特徴がある。

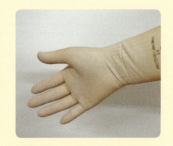

ディスポーザブル手術用手袋

手術室で使用している手袋。清潔操作を行う際に使用する。

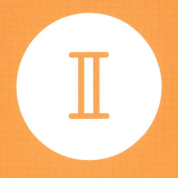

入　浴

　入浴は，人間が「ああ，気持ちいい極楽だ」と感じる最高のリラクゼーションであり，楽しい習慣です。また，身体を清潔に保つための衛生習慣や，疲労回復のための効能も期待できます。しかし，病気やけがで入浴ができなくなると，身体が汚れたままになり不快な状態が続きます。不快な状態は，気持ちも不快になるばかりか，皮膚の病気や尿路感染なども引き起こしてしまいます。本章では，患者に安全で気持ちのよい入浴を提供できるように紹介しています。

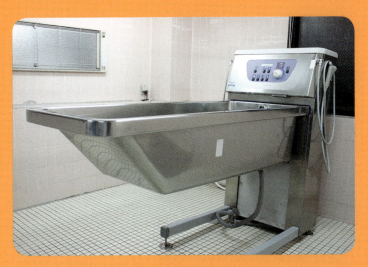

　施設での機械入浴法も紹介しています。機械入浴は，寝たままの患者を容易に湯船にひたらせることができます。意識のない患者が，湯船のなかでホッコリされる表情は，介護者にとってもうれしい瞬間です。今後，このような機械入浴ができる装備が普及していくことを願います。

入浴の準備（シャワー浴・入浴）

目的　患者が安全で快適に入浴できるように準備，整えておくべき備品，環境調節を行う。本項の準備は，患者を病室から入浴室まで送迎し引き継ぎをするまでの作業とする。患者の状態に応じて入浴介助法はさまざまである。

必要物品　患者の状態に合わせた移動方法により，
☐ ストレッチャー　　☐ 車椅子　　☐ 歩行器　などを準備する
☐ 申し送り表

介護手順

1

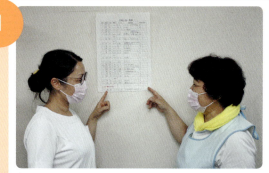

介護者は，申し送り表を利用し，患者の状態をもれなく引き継ぎをする。
入浴の許可，入浴方法（シャワー浴・入浴），入浴までの移動手段も看護師に確認しておく。
患者の個々の注意事項を記載した申し送り表は，皆が共有できる情報であるように日頃から意識する。

2

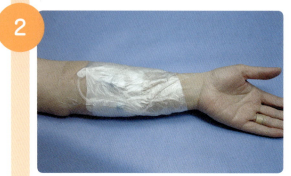

患者に点滴が挿入されていれば，入浴前に防水処置を看護師に依頼する。傷があるときは，看護師に濡れてもよい傷なのか，あらかじめ確認し，申し送り表に記入しておく。
酸素を使用している患者は酸素ボンベを持参し，酸素投与量を確認して共有する（「酸素療法」参照）。
チューブが挿入されている患者の移動，入浴の際は，チューブが折れ曲がっていたり，引っぱられたりしていないか，注意を払う。何かあれば，看護師とともに対応する。

患者が安全に入浴できるように万全な患者把握が求められる。
患者把握のために，申し送り表を活用する。わからない文字や言葉はわからないままにしないで，必ず看護師に確認してから行動する。

坐位が保持できる患者(シャワー浴)

目的　歩いて入浴のできる患者は転倒などを防止し，安全に入浴ができるように援助する。シャワー浴は非常に弱っている患者，傷があり感染の可能性がある患者，浴槽への出入りが困難な患者に行う。

必要物品
- ☐ 洗面器
- ☐ ボディソープ
- ☐ シャンプー
- ☐ バスタオル
- ☐ フェイスタオル
- ☐ ナイロンタオル
- ☐ 衣類

介護手順

1

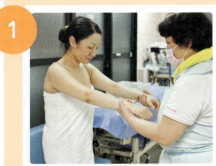

入浴までの準備
入浴室の室温を調整する（冬は24～26℃，夏は22～24℃）。
患者を入浴室まで誘導し，脱衣所まで案内する。
安全な体勢で脱衣を介助する。
脱衣は，健側→患側の順番で服を脱がせる。
（自分でできることは，自身でできるよう介護する）

2

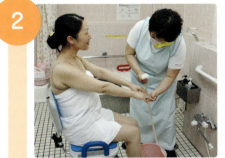

浴室は滑りやすいので，患者が椅子に座るまでは見守る。
椅子は患者が座るまでにシャワーで湯をかけて温めておく。
患者の身体をシャワーで温めてから，全身を洗っていく。
（患者にシャワーの湯をかける前に，湯の温度は介護者の手で確認しておく）
頭を洗うときに，耳の裏に汚れや洗い残しがないか，注意する。背中は，患者が快適に感じる圧をかける。自分で洗浄が行えるなら，患者自身でできるように声をかける。身体の洗浄中は，保温にも気をつける。とくに足先はすぐに冷たくなるため，足浴バケツがあれば，浸けて保温する。足浴バケツを使用している患者はバケツの中で足指を丁寧に洗う。とくに爪や指の間は汚れが溜まりやすいので丁寧に洗う。手で圧をかけて洗うとマッサージ効果も得られる。

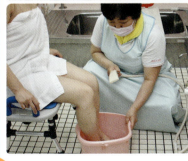

3

着替えをする
着替えを援助する。その際，患側→健側の順番で衣類を着せていく。皮膚の観察を行い，発赤，発疹や傷がないか，とくに背中や脇の下，太ももはふだん観察しづらい場所なので裸のうちによく見て，異常があれば看護師に相談する。

坐位が保持できない患者（シャワー浴）

目的　シャワー浴は，浴槽へ浸かることで体力を消耗すると思われる患者，傷があり感染の可能性がある患者，浴槽への出入りが困難な患者に行う。移動などに複数の介護者を要するが，団結して，患者が安全に快適に入浴できることを目標とする。

必要物品
- ☐ 洗面器
- ☐ ボディソープ
- ☐ シャンプー
- ☐ バスタオル
- ☐ フェイスタオル
- ☐ ナイロンタオル
- ☐ 衣類
- ☐ 入浴用ストレッチャー

介護手順

1　入浴までの準備として入浴室の室温を調整する（冬は24～26℃，夏は22～24℃）。患者を入浴室までストレッチャーで誘導し，脱衣所にて脱衣介助をする。健側→患側の順番で服を脱がせる。脱衣が終了したらバスタオルをかけて待機する。

2　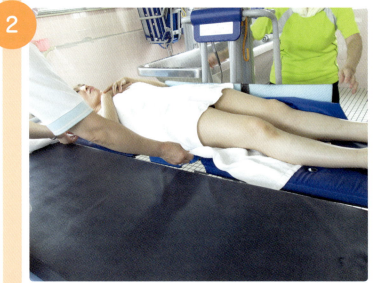

ストレッチャーから入浴用ストレッチャーへ患者を移乗する

必ず，ストレッチャーのストッパーがかかっていることを確認して，介護者2人以上で行う。

患者の下にバスタオルを敷き，バスタオルを利用して患者を移動する。患者に不安を与えないよう，丁寧に動作説明を行い，頭が上げられる患者には協力を得る。

3　入浴用ストレッチャーへ移乗後，両サイドの柵をつけて患者の転落を防止する。患者の身体を洗う。シャワーを患者にかける前にお湯の温度が熱くないか，冷たくないか，の確認を介護者の手で行う。

患者の身体をシャワーで温める。シャワーの適温を患者に確認しながら患者の足，手など末梢からシャワーをかけ心臓へ近づく。

4

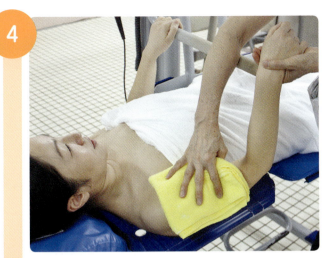

上半身を洗う

上半身を洗っているときは足先が冷たくなるので，下半身にバスタオルをかけて保温し足もとが寒くならないように配慮する。
お腹は「の」の字を描くように優しく洗う。

5

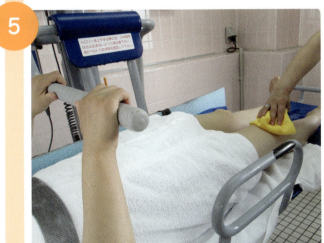

下半身を洗う

上半身がきれいになったら，足先から洗っていく。
陰部を洗う。陰部のしわに溜まった汚れをきれいに洗う。汚れの洗い残しがないように，確認する。
背面を洗う。患者の上体を介護者1人が起こして，背部を露出して洗う。または，患者を横にして背面，お尻を洗う。
洗浄が終わったら，しっかりと保温する。バスタオルをかけて身体を包み，温かいシャワーをかけ，保温と爽快感が得られるよう援助する。

6

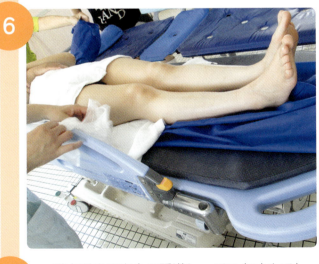

入浴用ストレッチャーからストレッチャーへ移乗する

身体の表面を軽くバスタオルで覆って拭き，そのバスタオルを患者の下に敷き，バスタオルを利用して介護者2人以上で移動する。
その際，ストレッチャーには，ストッパーがかかっていることを確認する。

7
脱衣所まで安全に誘導し，バスタオルでしっかり水分を拭く。皮膚の観察を行い，発赤，発疹や傷がないか，とくに背中や脇の下，太ももはふだん観察しづらい場所なので，裸のうちによく観察しておく。異常があれば看護師に相談する。
着替えを援助する。その際，患側→健側の順番で衣類を着せていく。髪をドライヤーで乾かし，整髪する。

坐位が保持できない患者（浴槽への出入り）

目的 　坐位ができず，自力で浴槽に入れない患者に対して機械浴は理想である。発熱が著しい患者には適応ではないので，その場合は清拭で身体を清潔にする。

必要物品 　☐ 特別な浴槽が必要

介 護 手 順

1

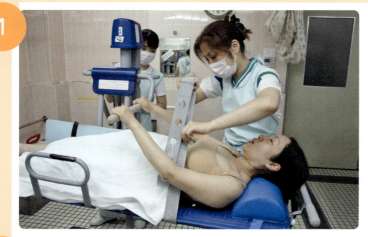

患者の身体を洗い終わったら，患者にベルトをかけて安全を確保する。

入浴用ストレッチャーと浴槽を平行に移動し，入浴用ストレッチャーを浴槽より高く上げる。

2

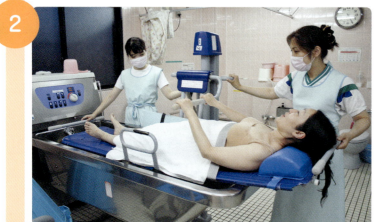

浴槽の高さに合わせて入浴用ストレッチャーをセットする。
（入浴ベッドは付属されているスイッチで上下動が可能。浴槽に入浴用ストレッチャーが当たらないように安全を確認する）
介護者は必ず2人ペアで頭側と足側で行う。

3 　患者を浴槽に浸ける。上体を45°ほど起こして滑り落ちないようにする。

ポイント・コツ

患者が「お風呂気持ちがいい！」と喜ぶ場面である。患者の頭側で介助している介護者は患者の喜ぶ気持ちを共有ししっかりと声をかける。反応ができない患者に対しても同じように優しく声をかけて接する。

4 患者の足側で介助する介護者は，患者の上体を45°起こしたときに足側へ患者が滑らないよう，足側を25°上げる。
（入浴用ストレッチャーは，浴槽に浸けたときに頭側，足側の角度が変えられるよう設定されている）

5
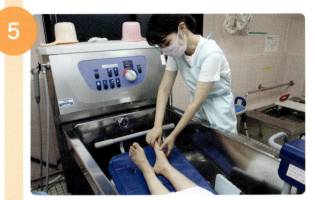
足側を介助する介護者は患者の足の指の間を，声をかけながらマッサージする。

6
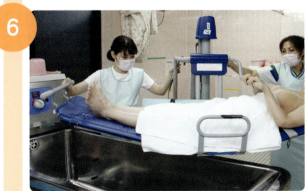
患者を浴槽から上げる。
入浴用ストレッチャーに付属されているスイッチを操作し，入浴用ストレッチャーを浴槽より高く上げる。

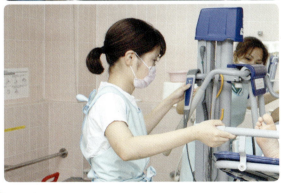

> 👍 **ポイント・コツ**
>
> スイッチ操作をする際は，障害物がないか確認する。異音がしたら操作を一時中断して安全確認を行う。患者にはスイッチ操作していない介護者が常に話しかけて，リラックスできるように心がける。

7
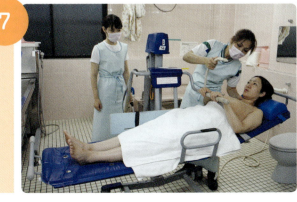
患者にかけ湯をする。
入浴が終了したことを患者に説明する。

全身清拭

目的 入浴ができない患者の全身清拭を行う。皮膚の汚れを除き、マッサージの効果があり、患者にとって気分爽快の効果をもたらすことができる。

必要物品
- ☐ タオル数枚
- ☐ 着替え
- ☐ 下着
- ☐ バスタオル
- ☐ お湯をはったバケツ（湯の温度は50〜60℃）

介 護 手 順

1 必要物品の準備を行う。
室温は22〜24℃で調節する。患者に清拭を行うことを説明し同意を得る。
プライバシーの確保をする。
マスク、手袋を着用する。

2

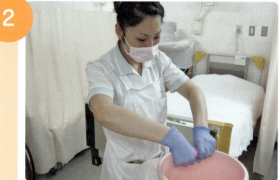

タオルはお湯に浸して固く絞る。

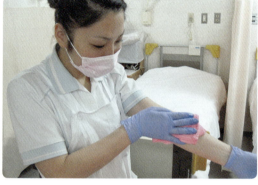

介護者の腕の内側でタオルが熱くないか確認する。

3

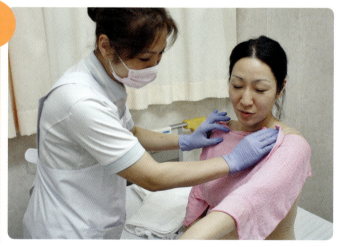

清拭する場所を温まったタオルで覆い（しばらく蒸す）清拭をする。蒸すことで、入浴時のような温かさを保つ。

4

上半身の清拭

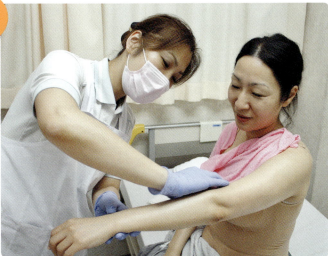

患者の状態や体位に合わせて，手腕，お腹，背中を温かいタオルで清拭する。清拭するときは末梢から心臓に向かって清拭する。皮膚と皮膚の接触面は汚染しやすいため注意して行う（脇の下，女性乳房の下）。

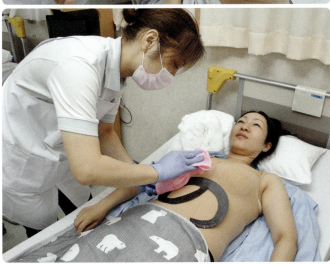

お腹は「の」の字を描くように清拭する（腸のマッサージ効果）。
背中，腰は圧迫されている時間が長いので，マッサージするように清拭する。
清拭しない部位で露出されている所はバスタオルで覆い，恥ずかしさや体温を奪われないように気を配る。

5

下半身の清拭

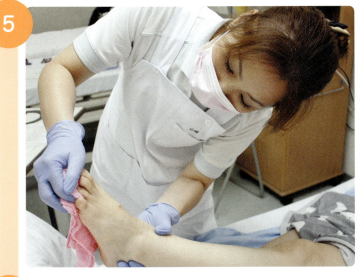

陰部は陰部洗浄を行う。
足は足先から心臓に向かって清拭する。
汚れの溜まりやすい足指の間も観察しながら（水虫など）きれいに清拭する。

6 常に患者には優しく声をかけながら行う。
清拭中のコミュニケーションをとおして信頼関係を築く。また，優しい声かけは患者にとっても緊張がほぐれて気分を和らげる。そして，プライバシーにも配慮する。

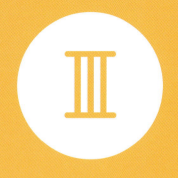

口腔ケア

　病気になると，口腔内を清潔に保てなくなります。寝たきりになれば，驚くほど口の中が汚くなります。これを清潔にするのは，介護する人間の重要な責任です。放置すると汚染した食べかすが溜まり，それが腐敗して舌や口腔内は荒れ放題になります。寝たきり患者の感染とくに肺炎の重大な原因と考えられています。入院患者の口腔内の汚染程度で，その病院や介護施設のレベルがわかるとまでいわれています。本章では自分で坐位が保持できる場合と保持できない場合に分けて紹介します。

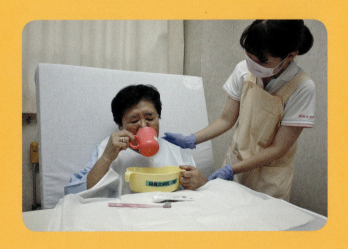

自分で坐位が保持できる患者

目的

患者は自分の病気や痛みに気をとられて，歯を磨いたり，口をゆすいだりすることを忘れてしまいがちである。
できるだけ自力で歯磨きや口ゆすぎをしてもらい，介護者はその環境を整えて不十分なところを援助する。

必要物品

- □ エプロン
- □ 歯ブラシ
- □ ガーグルベースン
- □ オーバーテーブル
- □ タオル
- □ ガーゼ

介 護 手 順

1

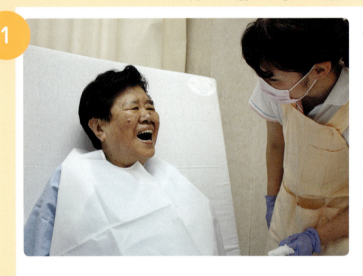

上体を高くしてオーバーテーブルに必要物品を用意する。入れ歯があれば外しておく（「入れ歯の清掃」参照）。介護者は必ず手袋を装着する。患者に口を開けてもらう。懐中電灯などでよく口腔内を観察する。

👍 **ポイント・コツ**

患者に必要物品を見せて，今から何をするのかを説明する。患者が理解することで，自然と日常習慣行動ができる。

2

誤嚥をする可能性がない患者には，自身で口ゆすぎができるように，必要物品を見せ，声をかけ誘導する。
誤嚥をする可能性があり，看護師から口ゆすぎ不可の指示を受けている場合は，濡れたガーゼで口腔内を清拭する。

3

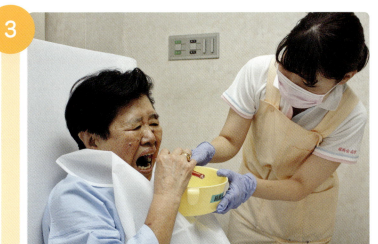

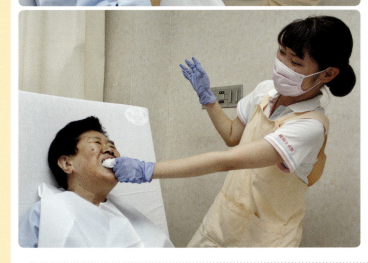

食物残渣や，粘膜の異常（口内炎など）がないか確認，粘膜に炎症があるようなら，看護師に報告し必要な医療を受ける。
口ゆすぎをしても食べかすが残っている場合は，濡れたガーゼで清拭する。
口腔内には，両頬と歯茎の間・歯茎と舌の間などに食物残渣が貯留しやすくなる。ここをスポンジブラシやガーゼを指先に巻いて優しく拭くようにする。
歯がある場合は，歯ブラシで清掃する。患者自身で行えることは見守り，できない場合は介助する。

> **ピットフォール！** 口腔内に指を入れられることは人間にとって不快なことで，不快なことをされると，防御反応として，介護者の指を噛もうとすることがある。患者の認知の状態，残歯の状態を確認してから口腔内に指を入れるようにする。

4 患者の口周りを清拭して，体位を整える。
必要物品を片づけて，患者に口腔ケアが終了したことを説明する。

坐位が保持できない患者

目的　寝たきりの患者の口腔内は汚染されている。誤嚥をしないように，口腔内のケアを実施する。

必要物品
- □ エプロン
- □ 歯ブラシ
- □ 洗面器
- □ オーバーテーブル
- □ タオル
- □ ガーゼ

介護手順

1

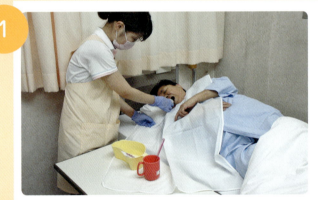

ベッドサイドに必要物品を用意する。入れ歯があれば外しておく（「入れ歯の清掃」参照）。
介護者は必ず手袋を装着する。

 ポイント・コツ

ベッド上で日常の生活すべてを行っていることを理解し，ベッドが汚れないように心配りをする。患者が返事をしなくても必ず声をかけて行う。

2

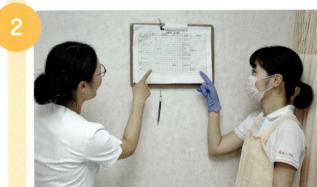

上体を起こせない患者に口ゆすぎをうながすことは誤嚥をする可能性につながる。看護師に口ゆすぎができるかの確認をあらかじめ行っておく。

3

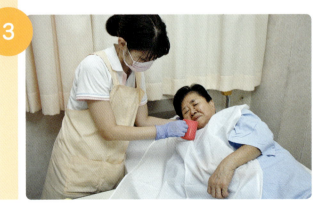

可能であれば上体を上げ，身体を起こすようにする。また，仰臥位であれば患者の顔を横に向けて誤嚥を予防し安全にケアができるように準備する。

4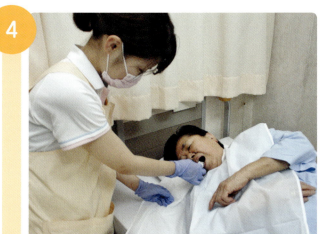

患者自身で口ゆすぎができ歯ブラシも使えるようなら,できないところを援助する。

口ゆすぎができない場合は,まず口腔内を濡れたガーゼで清拭し,残歯があれば軽くブラッシングする。

5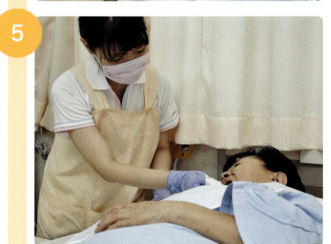

患者の口腔内を観察し,食物残渣や粘膜の異常(口内炎)がないかを確認する。

濡れたガーゼで口腔内清拭をするときは,上あご,下あご,歯茎,歯と歯の間・頬の内側・舌を優しく拭いていく。

> **ポイント・コツ**　患者がリラックスして開口し,介護者に身体をあずけられるように意識して,声かけや雰囲気を工夫する。患者が不機嫌で,開口することを嫌がるときは無理に行わず看護師に報告する。

6 入れ歯の清掃を介助する(「入れ歯の清掃」参照)。

7 口腔ケアが終了したら患者の顔を清拭する。
必要物品を片づける。
患者に口腔ケアが終了したことを説明する。

入れ歯のある患者

目的 口腔機能を維持しQOLが向上し，その人らしい生活を維持する。

必要物品
患者に応じて，
☐ 歯磨き粉　☐ 歯ブラシ　☐ 舌ブラシ　☐ ガーグルベースン
介護者は標準防護を行えるように，
☐ 手袋　☐ エプロン　☐ マスク

介護手順

1
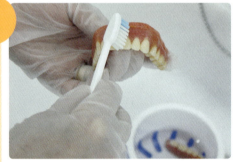
患者の状態に応じて，口ゆすぎ，歯磨き，入れ歯，口腔粘膜の清掃を基本とする。

入れ歯の清掃
入れ歯は，流水下で優しくブラッシングする。患者の歯ブラシを使用する。

2
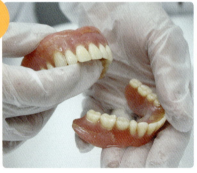
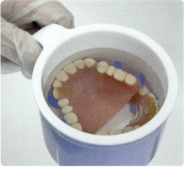
入れ歯はきれいに清掃し，専用容器に入れ保管する。
熱湯は入れ歯の変形の原因となるので使用しない。また，破損もしやすいので慎重に取り扱う。

3
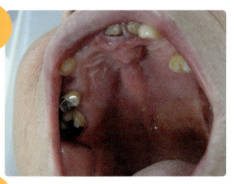
入れ歯を外したとき，患者の口腔内を見て食物残渣がないか確認する。

4 必要物品を片づけ，患者に口腔ケアが終了したことを説明する。

自分で口を洗えない患者

目的
臥位が続くと口腔内を清潔に保てなくなる。極端に口腔内が汚染されているため，全面的に介護者が洗浄しなければならない。
介護者は，患者が口腔内を清潔に保ち，細菌による肺炎などの感染症を起こさないようにする。

必要物品
☐ エプロン　　☐ 歯ブラシ　　☐ 洗面器
☐ オーバーテーブル　☐ タオル・ガーゼ

介護手順

1 ベッドサイドに必要物品を用意する。
入れ歯があれば外しておく（「入れ歯のある患者」参照）。
介護者は必ず手袋を装着する。

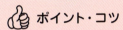 **ポイント・コツ**
ベッド上で日常の生活すべてを行っていることを理解し，ベッドが汚れないように心配りをする。
患者が返事をしなくても必ず声をかけて行う。

2 臥位の場合もできるだけ上半身を起こすようにする。
患者の顔を横に向けて，誤嚥を予防し安全にケアができるように準備する。
患者が意識明瞭で両手が使える場合は，口ゆすぎ，歯磨きの不十分なところを援助することを原則とする。

3
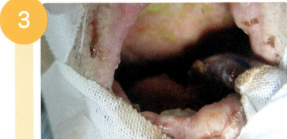

自分自身でケアできない患者の場合，看護師に参加してもらうことが原則となる。
自分自身でできない場合は，口腔内がもっとも不潔になり，口腔粘膜や舌が汚れ，細菌が繁殖し肺炎などの合併症を起こしやすくなるため，とくに念入りなケアが必要になる。
毎日ケアを行うことで，きれいになる。

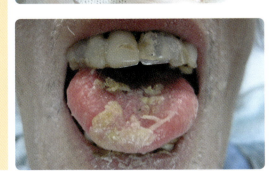

4

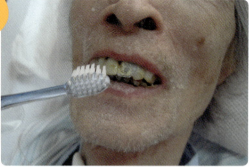

患者の開口をうながし，懐中電灯などでよく口腔内を観察する。歯がある場合は，歯ブラシを優しく使う。

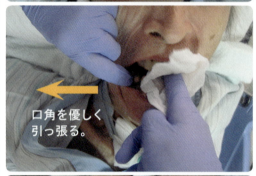

口角を優しく引っ張る。

口腔内は，両頬と歯茎の間，歯茎と舌の間などに食物残渣が貯留しやすくなる。ここをスポンジブラシやガーゼを指先に巻いて優しく拭くようにする。
粘膜に炎症があるようなら，看護師に報告し必要な医療を受ける。

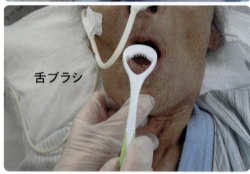

舌ブラシ

舌苔には舌ブラシを使用する。

5

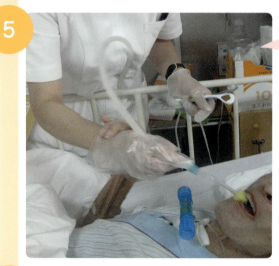

👍 **ポイント・コツ**

患者がリラックスして開口し介護者に身体をあずけられるように意識して，声かけや雰囲気を工夫する。患者が不機嫌で，開口することを嫌がるときは，無理に行わず看護師に報告する。

看護師が参加すると吸引器が使用でき，患者の誤嚥のリスクが減る。

6 口腔ケアが終了したら患者の顔を清拭する。
必要物品を片づける。
患者に口腔ケアが終了したことを説明する。
口腔ケアを行うことで口周囲も清潔になる。

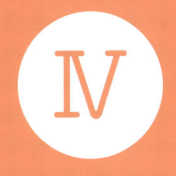

食　事

　食べることは，幸せなことであり，また楽しい時間のはずです。しかし，患者にとっては手がうまく使えなかったり，座ることが難しかったり，うまく飲み込めなかったりします。その状態に応じて上手に介護し，スムーズに楽しく栄養補給をすることは，とても重要なことです。本章では，患者の障害の状態に応じて介護する要領を紹介します。

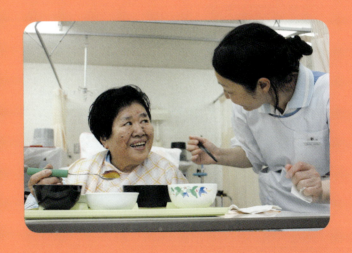

座ることができるが，一人で食べられない患者

目的　座れる患者は食事が見えている。そして介護者との目線が近く話がしやすい距離である。患者の見えている空間や気持ちを意識して，温かい食事が摂取できるように援助する。

必要物品
- ☐ はし
- ☐ スプーン（患者の使いやすい物を選択）
- ☐ オーバーテーブル
- ☐ 防水エプロン
- ☐ タオル
- ☐ ストロー
- ☐ 吸い飲み

介 護 手 順

1　楽しく，気持ちよく食事ができるように環境を整える。
患者にエプロンを装着し，はし・スプーンをならべる。
常に患者に優しく声をかけながら準備していく。

2

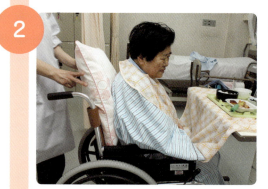

患者の体位を整える
椅子に座るときはしっかりと深く座る（できないときはクッションなどを利用する）。車椅子の場合は必ずストッパーをかける。

体位を整えるポイント
- むせ（誤嚥）防止のために上体をしっかりと起こす。起き上がることで食事がよく見える。
- 身体が滑らないようにする。

3

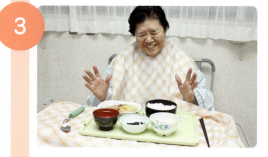

食事を配膳する
患者の名前を声に出して氏名確認を行う。オーバーテーブルに配膳した食事をセッティングする。その際に食べやすく，見えやすい食事配置を行う。食前薬があれば服薬できているかを確認する。

4
食事をする
患者が自身で食べられるときは本人のペースに合わせて，むせ（誤嚥）に注意しながら，よく噛んで摂食してもらう。患者の様子がおかしいと感じたときは看護師に報告する。
- いつもより食事のペースが遅い
- 患者が不機嫌，表情が険しい
- よだれが多い　など

5

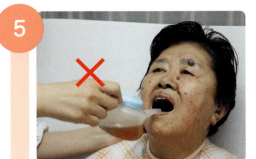

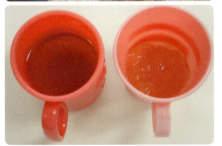

液体　　　固体

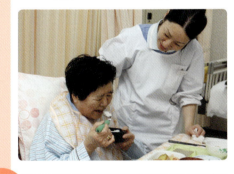

食事の合間にお茶などの水分の摂取も勧める

患者自身で水分摂取ができるときは，むせ（誤嚥）に注意しながら見守る。

コップでの水分摂取が難しい患者には吸い飲みを使用する。ゆっくりと口角から摂取してもらう。患者のあごが上がりすぎていないか観察する。開口しているときに無理やりお茶を入れない。

液体でむせる（誤嚥する）患者には，とろみをつけてスプーンで摂取してもらう。その際，ゆっくりと介助する。明るい雰囲気のなかで食事摂取できるように意識する。

もぐもぐ（咀嚼）ごっくん（飲み込み）のときは声をかけず見守る。ごっくん（飲み込み）が遅いときは「ごっくん」と声をかける。

食事介助中の観察

- 患者の食欲の有無
- 食事量
- 表情や機嫌
- むせ（誤嚥）の有無
- 食事を自分でどこまでできたか　など

6

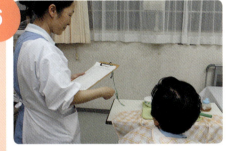

食事の終了

食事の終了を看護師に報告し，食後薬の内服をしてもらう。

食事摂取量の記録をする。

- 全体量を10として食べた量の割合を記入する。

7

必要物品の片づけをする

しばらくは，消化をうながすために上体を起こしたままで口腔ケアにとりかかる。口腔内に食物残渣がないか確認する。

8

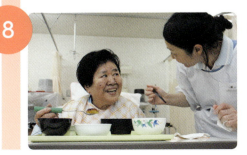

最後に

食べることは生きる喜びであり，患者の幸せ，家族の幸せへとつながっている。そのため患者にとって「食べる」ということが一番に楽しい習慣であるようにケアすることが介護者の腕のみせどころである。

上体を起こせず座って食事ができない患者

| 目的 | 患者にとって食べるということは幸せで楽しい習慣であることを考え，援助する。椅子に座れない患者には，むせ（誤嚥）させないで食べることができるように援助する。 |

| 必要物品 | ☐ はし　　　　　　　☐ スプーン（患者の使いやすい物を選択）
☐ オーバーテーブル　☐ 防水エプロン　　　☐ タオル
☐ ストロー　　　　　☐ 吸い飲み |

介 護 手 順

1

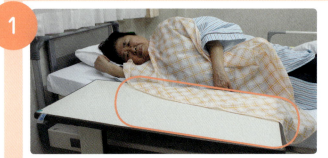

楽しく，気持ちよく食事ができるように環境を整える。

汚物や臭いのする物はないか，患者は寝食分離ができないことをよく理解し，寝具は食事で汚れないように気を配る。

2 ### 患者の体位を整える
食べ物の逆流を防ぎ腸へ流れやすくするには右側臥位がよい。

3

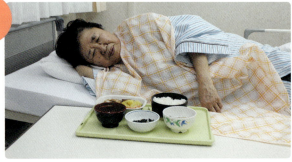

食事を配膳する

患者の氏名を声に出して確認する。オーバーテーブルに配膳した食事をセッティングする。その際に食べやすく，見えやすい食事配置を行う。食前薬があれば服薬できているかを確認する。

4

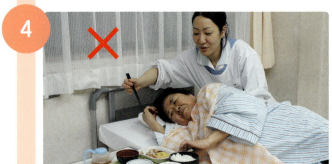

患者となるべく視線を近づけて顔を合わせて，介助する。
患者と顔が合わせられない側からの介助はむせ（誤嚥）たり，患者の顔が見えないために，食事のタイミングが介護者に伝わらず，危険である。必ず患者と向かい合って介護する。

5 明るい雰囲気のなかで摂取できるように意識する。とくに寝食分離ができない患者はベッドの上または布団の上が唯一の生活の場である。食べ物をこぼし，汚れたときはすぐに清潔にするように心がける。すぐにきれいにすると，臭いの防止にもなる。

水分摂取もうながす

むせる可能性のある患者には，お茶にとろみをつけて，スプーンから摂取する方法もある。
栄養士，看護師に相談し，とろみをつける方法を指導してもらう。

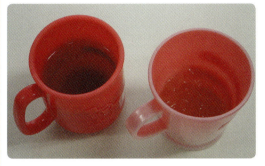

液体　　　　とろみをつけたお茶

6

食事介助中の観察

- 患者の食欲の有無
- 食事量
- 表情や機嫌
- むせ（誤嚥）の有無
- 食事を自分でどこまでできたか　など

食事の終了を看護師に報告し，食後薬の内服をしてもらう。
食事摂取量の記録をする。
- 全体量を10として食べた量の割合を記入する。

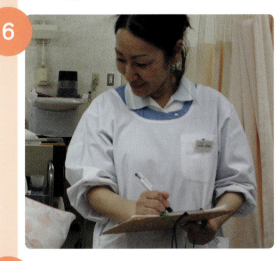

7 必要物品の片づけをする

しばらくは，消化をうながすために右側臥位を保ち，口腔ケアにとりかかる。口腔内に食物残渣がないか確認する。
エプロンやはし，スプーンを洗浄するのはもちろん，もう一度寝具が汚れていないか，臭いはないか，確認する。

8

最後に

座れない患者は，日常のほとんどをベッド上で過ごす。食事と排泄を同じ場所でしなければならない患者の気持ちを考え，ベッドはきれいに清潔さを維持することはいうまでもない。
また，患者にとって，食事が楽しい時間となるように，介護者は明るい表情や温かい声かけを意識し，援助する。

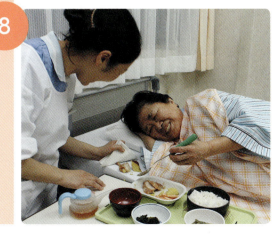

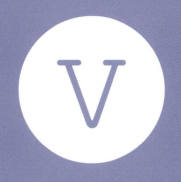

排　泄

　患者にとって排泄（尿・便）はとても恥ずかしくて言い出しにくいことを理解しましょう。患者が排泄を訴えたらすぐに対応し，安心できる環境を作りましょう。患者の恥ずかしい気持ちを介護者はしっかりと受け止めましょう。「くさい」や「汚い」という言葉に患者はとても敏感です。患者の気持ちになって言葉かけをしましょう。
　排泄物の臭いは，オムツ交換と陰部洗浄をすることでなくなります。本章では，患者の身体能力に応じて，排泄，陰部の清潔を保つ方法を紹介します。

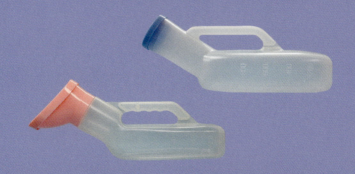

ポータブルトイレ

| 目 的 | 簡単に移乗のできる患者には，ポータブルトイレを使用する。ベッド上で排泄するのに比べるとトイレと同じ体位で排泄が行え，はるかに優れている。 |

| 必要物品 | □ポータブルトイレ　□トイレットペーパー　□消臭剤　□お手拭き |

介 護 手 順

1 声かけをし，ポータブルトイレを設置する。
トイレはベッドの足下に設置する。
患者のベッドの位置に合わせて手すりも設置する。

ベッドに近いほうが短い手すり

2 立ち上がりの姿勢になってもらいポータブルトイレへの移動を介助する。
立ち上がったときに患者のパンツを下ろす。

ピットフォール！ このときに，介護者の両手が患者のパンツに移動するので介護者の自由がなくなってしまう。思わぬ患者の動きが転倒へつながることがあるので，あらかじめ患者には，どこを持ったらよいのか，例えばトイレの手すり，介護者の肩など具体的に説明しておく。患者の状態に応じてバランスがとれないときは介護者2人で行う（この場合，1人が患者を支えて1人がパンツを下ろす）。

3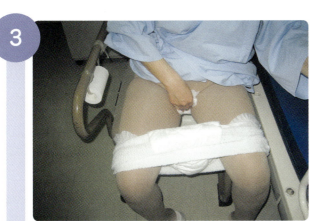

排泄後はトイレットペーパーで陰部を拭いてもらう。
拭いたことを確認できたら手を洗う。または、お手拭きで手を拭いてもらう。
衣類を整えて患者をベッドへ戻す。

4 ポータブルトイレの排泄物を片づける。
指定された汚物室で排泄物を処理し、最後に消臭剤を入れておく。
患者によっては、排泄物の観察が必要なときもあるので、あらかじめ看護師に確認しておく。その場合は、消臭剤は使用しない。

尿器・便器

目 的　尿器，便器の使用により，寝たままでも排泄できる。患者の状態に合わせて排泄ができるように，正しい使い方を習得する。また，プライバシーが守られるように心配りもする。

必要物品
- ☐ 尿器
- ☐ トイレットペーパー
- ☐ 手袋
- ☐ 防水シーツ
- ☐ バスタオル
- ☐ 尿器ラックカバー
- ☐ 便器

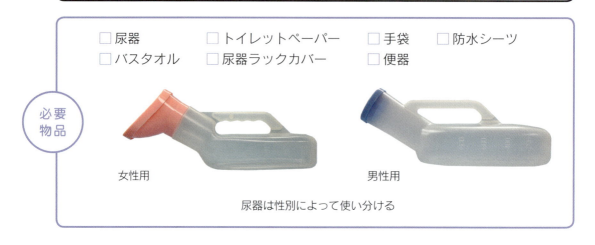

女性用　　　　　　　男性用

尿器は性別によって使い分ける

介護手順（尿器の場合）

1

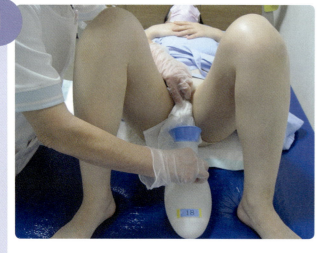

声かけをする

男性：ベッド上では陰茎を尿器に入れる。立ったり座ったりが可能で自分で尿器が持てるときは，安定する位置で支えてもらう。

女性：お尻の下に防水シーツを敷く。腰を上げてもらい尿器を差し込む。トイレットペーパーを尿道口付近から尿器まで，尿を誘導するように当てる。陰部が露出するのでバスタオルで隠す。

排泄後は，トイレットペーパーで外尿道口から肛門に向けて拭く。

2　患者の衣類を整え，排泄物を片づける

尿量測定や観察が必要な場合は，看護師の指示に従う。

介護手順（便器の場合）

1. 声かけをする

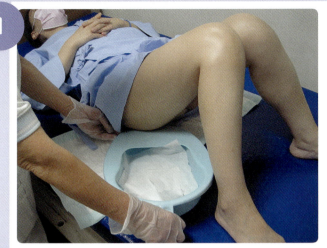

便器の中にトイレットペーパーを敷き，便が直接便器に付着せず片づけやすいように準備する。
患者のお尻の下に便器を挿入する。
排便が終了したらナースコールするよう指導する。

2. 排便が終了したら排泄物を指定の汚物室に片づける

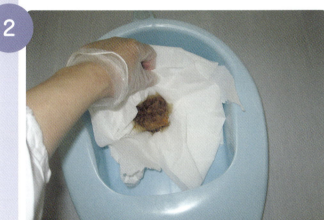

便の観察が必要な場合もあるので，あらかじめ看護師に確認しておく。

オムツ交換

目的 ベッド上での行動しかできない患者が排泄する場合はオムツを使用する。排泄したオムツの中は，臭いも消えず不潔で不快である。患者によっては排泄をしたことを訴えられない場合もある。その場合は，2時間ごとに介護者がオムツをあけて確認する。常に清潔な陰部環境を整える。

必要物品
- ☐ 施設基準のオムツ（患者の状態に合わせて用意）
- ☐ 泡立てた石けん　　☐ 陰部洗浄ボトル
- ☐ お尻拭き（患者の排泄の状態に合わせて陰部洗浄ができるように準備）

介護手順

1 衣類を脱がせて患者を仰臥位にして，オムツカバーのマジックテープを外す。

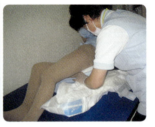

排泄物を観察し，患者を側臥位にし，汚れたオムツで排泄物を内側へ巻き込み，便がこぼれないようにする。

2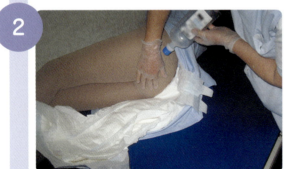

オムツカバーを利用し微温湯，泡立てた石けんで陰部洗浄をする。

3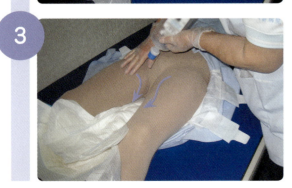

患者を仰臥位に戻し，陰部洗浄を行う（前側）。女性は前から後ろに向かって洗浄する（尿道に便が付着し感染することを防止するため）。男性は陰茎，陰囊の下が汚染されやすいので，優しく持ち上げて清潔になったことを確認する。皮膚に水分が残らないようにする。

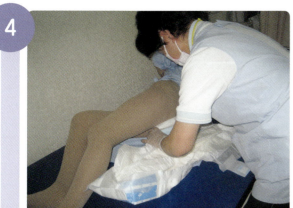

4 新しいオムツの装着準備をする。陰部洗浄が終了したら、患者を側臥位にする。そのときに使用したオムツを排泄物ごと丸めて患者の下に押しこむ。押し込んだ手前より、新しいオムツカバーとパットを半分に丸めて患者の下に敷いて準備しておく。

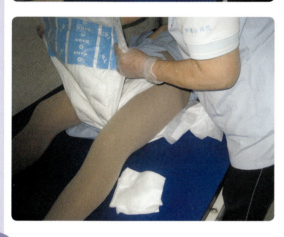

患者の体位を変換しながら汚染したオムツを抜き、新しいオムツを装着する。

5 オムツカバーの位置を確認し、オムツカバーとパットのギャザーが股間にくい込んでいないか確認する。

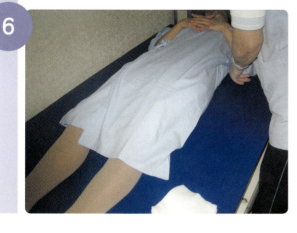

6 衣類を整える。

👉 注意事項

排泄物が皮膚と接触することで、赤くなったり、ヒリヒリしたり、ひどいときは褥瘡ができることもあります。また、何回もお尻を拭くことで皮膚に負担がかかることもあります。少し力を抜いて優しく拭き、看護師に相談し軟膏塗布などを考えてもらいましょう。

陰部洗浄

目的 自分で，陰部のケアができない患者の陰部を定期的にきれいにすることで，感染防止やオムツかぶれ，褥瘡の予防と，患者の爽快感をうながす。

必要物品
☐ 泡立った石けん ☐ タオル ☐ お湯
☐ 乾いた布（使い捨てガーゼ） ☐ 陰部洗浄ボトル

介護手順

1 お尻の下にオムツや便器など，お湯を受けられるものを敷いておく。

2

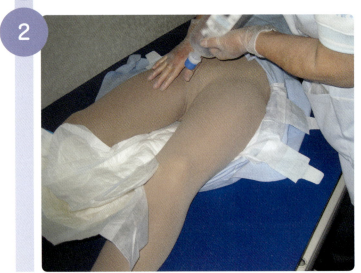

声をかけながらお湯をかけて，泡立てた石けんで陰部を洗浄する。
女性の場合は前から後ろに向かって洗う。
男性の場合は陰茎のしわの間に汚れが溜まりやすい。また陰嚢の下も観察しながら優しく洗う。

③ ### お尻を洗う

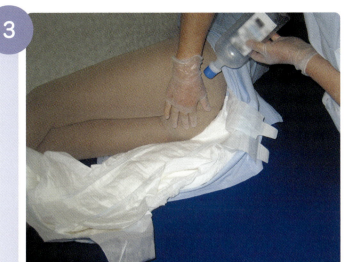

身体を横に向けて泡立てた石けんで洗い，お湯を流す。

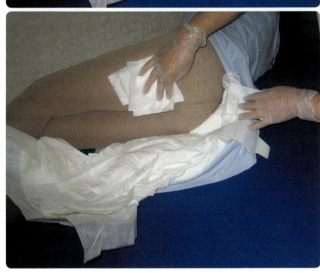

お湯で流した後は，乾いた布などで水分を拭いておく。

> 患者に羞恥心を与えないコミュニケーションを心がけましょう（「汚い」とか「くさい」といった言葉は慎む）。優しく声をかけ，陰部を爽快にし，気持ちがよくなった喜びを共有しましょう。褥瘡や皮膚疾患の観察も行い情報を看護師と共有しましょう。

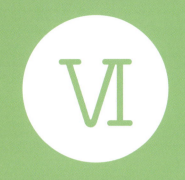

体位変換

　ベッドの上で身体が動かせない患者は，身体の向きを変えることで褥瘡予防とともに，循環動態が改善され全身の血のめぐりがよくなります。また，身体を動かすことで呼吸機能を向上させ，痰の排泄が促されます。長時間圧迫されていた身体を除圧する体位変換は患者にとって必要です。介護者にとっても，体位変換は常に繰り返される業務です。正しい動作で体位変換を行い，腰痛などを予防する技術を身につけることが大切です。

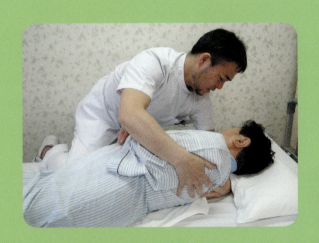

ベッド上での水平移動

目的 患者を体位変換するために，向かせたい側の面積を広く確保しておくと，患者の体位は安定する。そのために，患者をベッドの端へ寄せておく

介 護 手 順

1

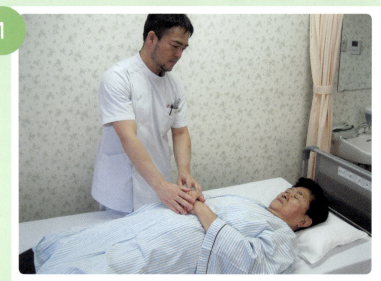

患者の腕を組ませる。患者に説明し，ベッドの端へ移動することを説明する。

2

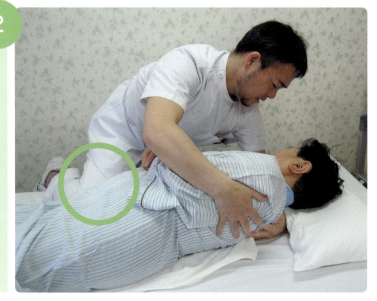

患者の肩の下に手を入れて，肩甲骨辺りを持つ。反対の手は，患者の上から肩を持ち，抱きかかえるようにする。
足をベッドの上に乗せると介護者が力を入れやすく，安定する。

③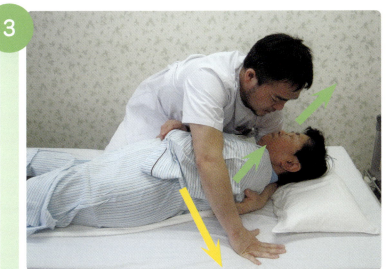

患者の身体に差し入れていない手をベッドにつき，軸にして黄色矢印のように力を入れ，患者を抱えている手は，患者の上半身をベッドの端へ引き寄せるように力を入れる。

④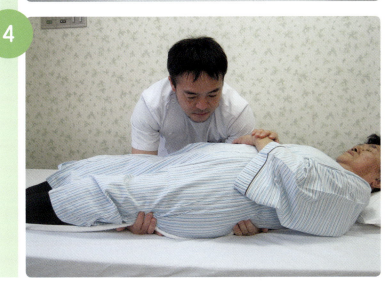

患者の腰と膝の辺りを持ち，下半身をベッドの端へ引き寄せる。

腰痛対策：介護者は，腰を落としなるべく患者に近づくように，力を入れる。

ベッド上での水平移動（スライドシートを利用して）

目的 患者の身体の下に，スライドシートを敷くことで，介護者の腰などへの負担が軽くなる。安全な使用方法をマスターし，患者を安全に水平移動させる。

必要物品 ☐ スライドシート

介 護 手 順

1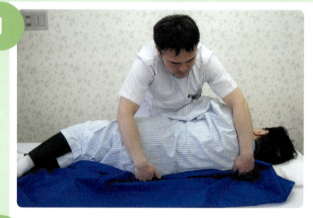
患者の身体の下にスライドシートを敷く。
（患者を引き寄せたい側にスライドシートが十分敷かれるようセットする）

2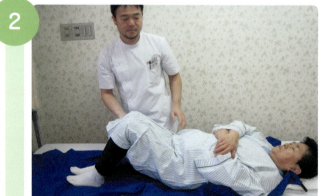
患者を上に向けて，手を組み，膝を立ててもらう。

3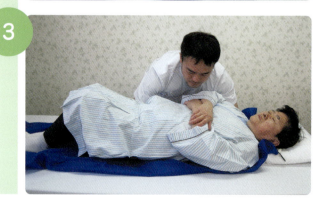
患者の身体の下に両手を差し入れ，肩と骨盤辺りを持ち，手前に引き寄せる。
（スライドシートは滑りやすいので，力をゆっくりと入れる）

このとき，介護者は腰を落としてなるべく患者に近づいて力を入れると，腰痛対策になる。

ベッドの頭側に引き上げる

目的　患者の身体がいつの間にか，ベッドの足下へズレ落ちてしまうことがよくある。この状態で，体位変換を行ってもうまくポジショニングがとれない。安定したポジショニング確保のために，患者の身体全体を介護者の負担にならないように，頭側に引き上げる技を習得する。

介護手順

1
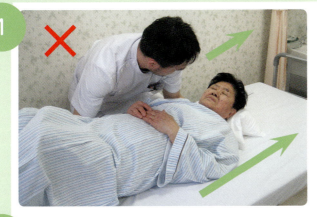
ベッドの足下へズレ落ちた患者を矢印のような力のかけ方で介護者1人で行うのは，腰に負担がかかるため行わない。

もし，介護者2人で行う場合は，患者の両サイドに立って矢印の方向に力を入れて，患者を頭側へ引き上げる。2人で行うと腰の負担は軽くなる。

2
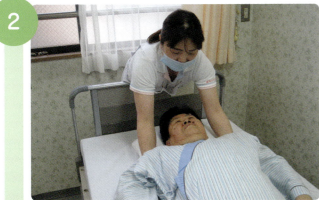
介護者1人で，患者をベッドの頭側へ引き上げるときは，患者の頭側から，患者の脇に手を入れて引き上げる。

3
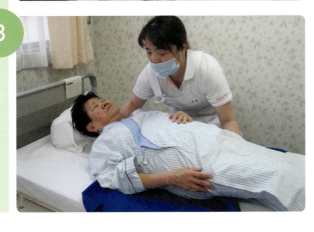
スライドシートがあると，介護者1人でも患者のサイドから腰に負担をかけずに，ベッドの頭側に引き上げることができる。

仰臥位から側臥位

| 目的 | ベッド上で動けない患者は，身体の向きを変えることで褥瘡予防，循環の改善，呼吸機能上昇，気分転換を図ることができる。体位変換は，介護者にとって日常繰り返し行う動作であるので，正しい方法で力を入れ，腰痛などを予防する技術を身につける。 |

| 必要物品 | ☐ 安楽クッション |

介 護 手 順

1 患者を向かせたい側と反対側へ水平移動しておく。
患者がベッドの足下にズレ落ちていたら，ベッドの頭側に引き上げておく。

2 患者の手を組ませて，膝を曲げる。介護者は，患者が向く側に立つ。

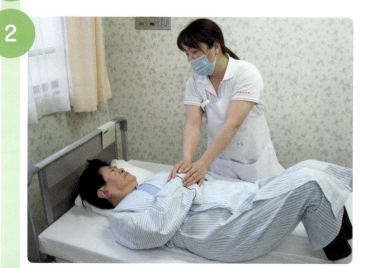

3 患者の腰と肩を持ち，介護者のほうへ力を入れて身体を起こし向きを変える。

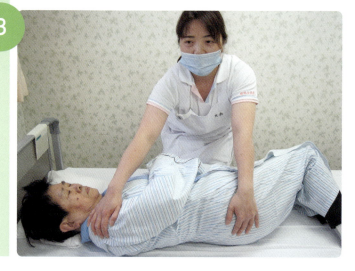

4

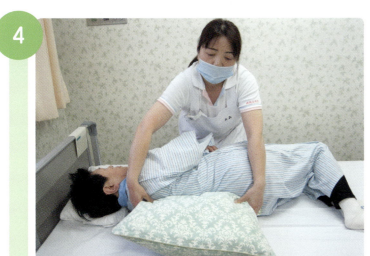

介護者が手を離しても，患者の身体が安定するように，クッションを入れる。

5

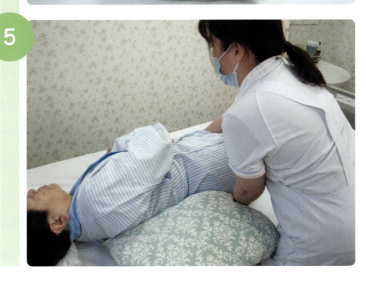

最後に，患者の背中側にまわり，お尻を引き，下半身の体勢を安定させる。

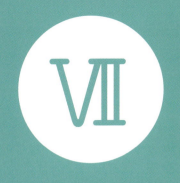

Ⅶ 移　乗

　患者をベッドから車椅子に乗せる，逆に，車椅子からベッドに乗せることは日常生活において非常に重要なことですが，間違った方法で移乗を続けていると，介護者の身体に負担がかかって腰などを痛めてしまいます。そのために，無理のない移乗方法を訓練し覚えましょう。理学療法士が従事していたら，身体に負担のかからない力の入れ方を指導してもらいましょう。

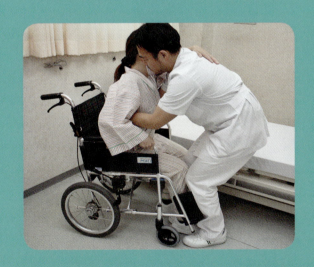

車椅子移乗（ベッドから車椅子）

目的 　車椅子に移乗することで，患者を目的の場所まで搬送することができる。少しのコツを訓練することで，患者と介護者に負担がかからない移乗を行うことができる。

必要物品 　☐ 車椅子

介 護 手 順

1 　患者の運動能力を理解したうえで車椅子を準備する（介助は全介助が必要か，麻痺はないか，など）。
車椅子のストッパーがかかっていることを確認する。

2 　患者の足に麻痺などがあれば麻痺のない足を前へ。
介護者はできるだけ患者に近づき，脇から身体を支える。また介護者は腰も曲げて**患者の膝に介護者自身の膝も曲げて挟むように支える**。
患者が車椅子につかまれるようなら，アームレストにつかまってもらい一緒に立ち上がる。

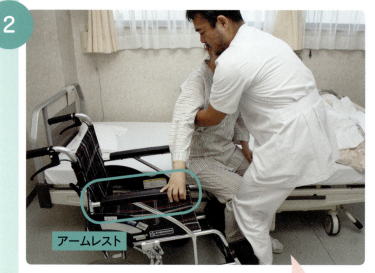

アームレスト

👍 ポイント・コツ　患者にできるだけ近づく。

3

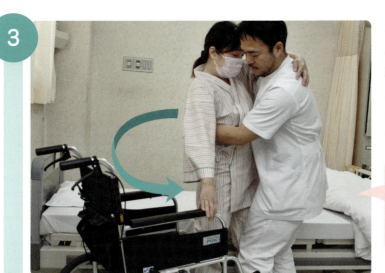

一緒に立ち上がったら患者の身体を車椅子のほうへ回転させる。つかまっていたアームレストを反対側へつかまりなおす。動作はゆっくりと行うように意識する。

> 👍 **ポイント・コツ**
>
> 立ち上がるときは声をかける。

4

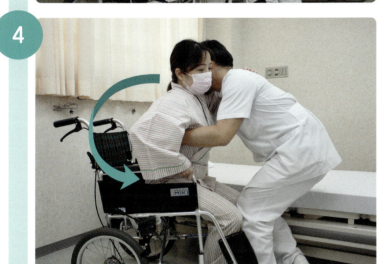

ゆっくりと腰かける。

5

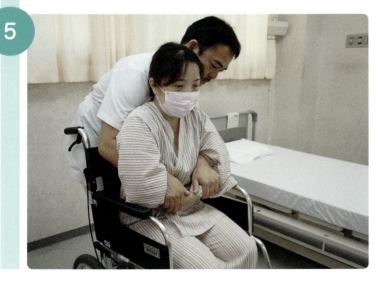

深く座って姿勢を安定させるために，介護者は患者の後ろへ回り患者の脇から両手を入れ，患者の手を介護者がつかみ，一緒に深く座れるように体勢を整える。患者によっては手を痛がる場合もあるので，そのときは脇の下から介助するようにする。

車椅子移乗(車椅子からベッド)

目的 目的の場所から車椅子で帰ってきた患者をベッドに戻す。この移乗方法も,少しのコツで患者と介護者に負担がかからずに行うことができる。

必要物品 ☐ 車椅子

介護手順

1

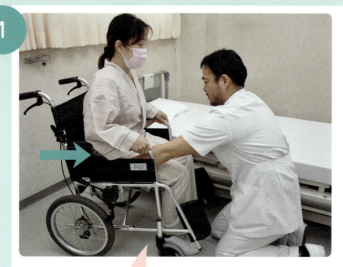

患者のADLを理解したうえで車椅子を準備する(介助は全介助が必要か,麻痺はないか,など)。患者の身体に麻痺などがある場合は,麻痺のないほうがベッド側になるように車椅子を用意する。フットレストに足をぶつけないようにする。矢印のように殿部をずらす。

👍 **ポイント・コツ** 先にお尻を前にずらす。

2

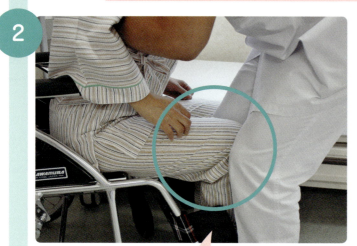

患者に麻痺などがあれば,麻痺のないほうの足を前へ。
介護者はできるだけ患者に近づき,脇から身体を支える。また介護者は腰も曲げて,**患者の膝に介護者自身の膝も曲げて挟むように支える。**

👍 **ポイント・コツ** 介護者の膝を患者の膝の間に入れる。

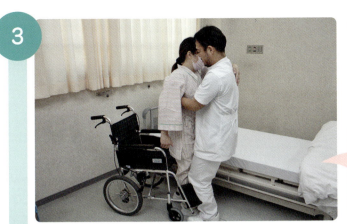

膝を伸ばしながら，一緒に立ち上る。

 ポイント・コツ
立ち上がるときは声をかける。

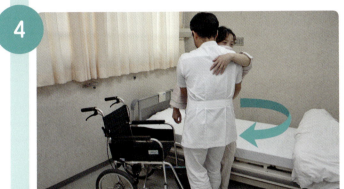

十分に立ち上がってから，麻痺のないほうの足を軸に回転する。

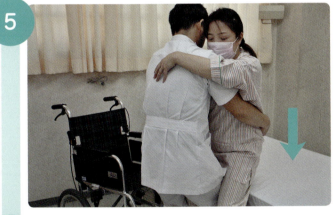

患者におじぎをするようにしてもらい，ゆっくりとベッドに腰かけさせる。

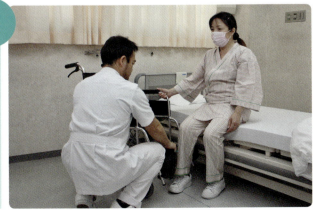

患者が安定してベッドに座れたら足下の環境を整える。

介助者2人での移乗

目的　患者に麻痺がある，身体が重いなどの理由で介護者1人では移乗が難しい場合，介護者2人で患者の前方側（メイン）と患者の後方側（サブ）に立って，患者を移乗する。

必要物品　☐ 車椅子

介護手順

1

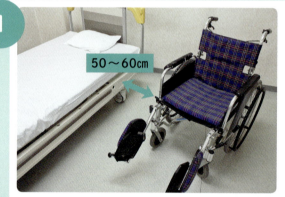

車椅子とベッドを50〜60cm離して平行に置く。

2

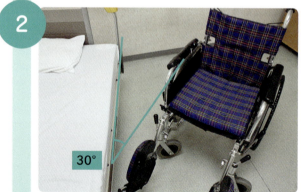

ベッド側の車椅子の前車輪を軸に30°の角度をつける。
（このスペースは，患者の後方を担当する介助者の位置のために確保しておく）
車椅子には，ストッパーをかけておく。

3

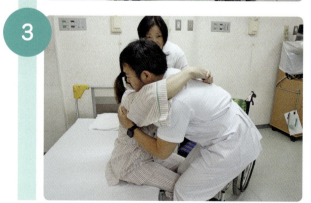

前方の介護者は，できるだけ患者に近づき，患者の脇から身体を支える。その際に，介護者は，腰を曲げて患者の膝に介護者自身の膝も挟み込むようにする。
後方の介護者は，患者の後方に立ち，患者の腰を支え，起き上がる動作を介助する。

4

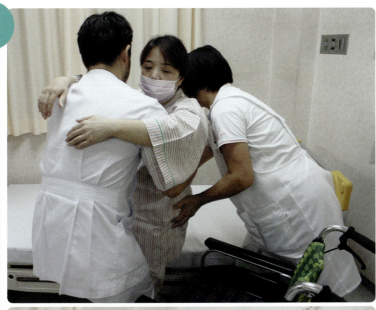

2人で息を合わせ，患者が立ち上がったら患者の身体を回転させて，移乗する。

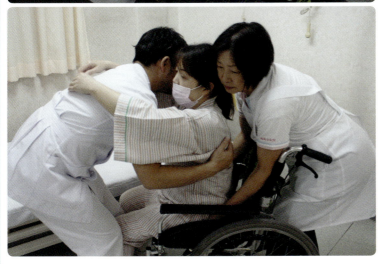

5

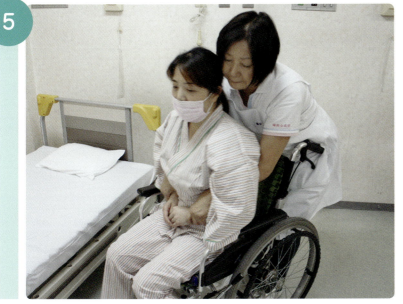

患者が移乗できたら，坐位を安定させるために深く座れるように，後方担当の介助者は，患者の腕組みした手を持ち，脇から患者の体勢を整える。
（患者の肋骨を挟み込む力が入りすぎないように意識する）

介助者2人での移乗（平行移動）

目的 　患者に麻痺がある，身体が重いなどの理由で患者が容易に起き上がれないときには，平行移動を行う。この場合，介護者2人で患者の頭側と足側に立って，患者を移乗する。

必要物品 　☐ 車椅子

介護手順

1 　車椅子とベッドを平行にして接近させてストッパーをかける。
（アームレストが外せる車椅子の場合，ベッド側を外しておく）

2 　患者の頭側の介助者が患者の脇に手を入れやすいように，患者に腕組みをさせる。患者の脇から手を入れて，患者の組んだ手を握る。このとき，肋骨を挟む力を入れすぎないようにする。

3 　患者の足側介助者は，車椅子のフットレストを上げて患者の膝下に手を入れる。

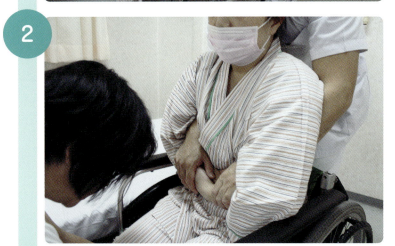

4

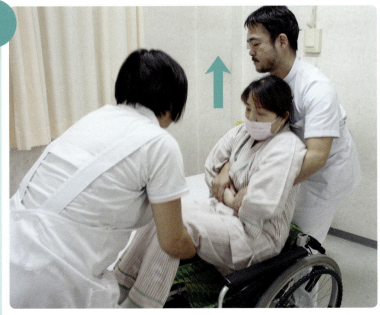

介助者2人で，かけ声に合わせてベッドへ移乗する。
患者を矢印のほうへ浮かせる。

5

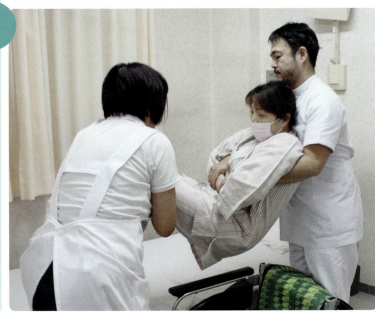

患者の頭側の介助者は，患者の上半身を持ち上げて，患者の足側の介助者は，患者を移動させたいほうへコントロールする。

スライドボードでの移乗

| 目的 | 患者の身体が重いときは，スライドボードがあれば容易に移動できる。スライドボードは患者を滑らせて移乗するため，患者にはそれが怖く感じるのでしっかりと声をかける。また，安全のためにも，正しく使えるようにしておく。|

| 必要物品 | □アームレストを外せる車椅子　□スライドボード |

介　護　手　順

1
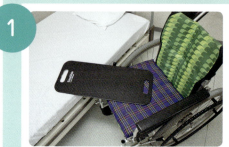
車椅子のアームレストは，ベッド側を外しておく。ベッドと車椅子の高さを調整する（移動したいほうを少し高くセットしておく）。

スライドボードはこのようにセットし，患者を滑らせる。

2
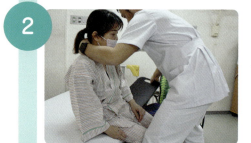
患者にスライドボードを使って移動することを説明しておく。介助者は，足を大きく開いて腰を落とし，患者を支えながら患者の身体の下にスライドボードを敷く。ベッドと車椅子にスライドボードがまたがるようにする。

3
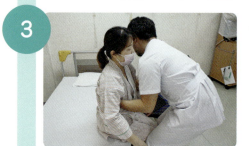
患者の腰を両手で抱える。

4
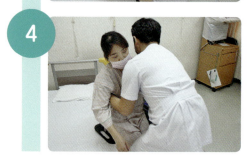
お尻をスライドボードの上で滑らせるようにして，車椅子へ移乗する。

ハンドル付介助腰ベルト(フレキシベルト)での移乗

| 目的 | 患者の下肢の筋力が弱いときは，ハンドル付介助腰ベルト(フレキシベルト)を巻くと患者の腰をしっかりとつかんで移乗できる。正しく使えるようにしておく。 |

| 必要物品 | □車椅子　□ハンドル付介助腰ベルト(フレキシベルト) |

介 護 手 順

1.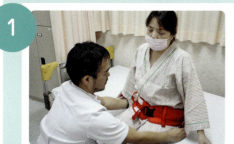
患者の身体にハンドル付介助腰ベルト(フレキシベルト)を装着する。

2.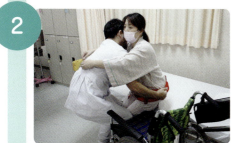
足を大きく開いて，腰を落とし患者のハンドル付介助腰ベルト(フレキシベルト)をつかむ。
患者に介護者の肩に手を回してもらう。

3.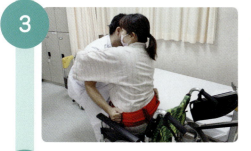
身体を回転させ車椅子へ移乗する。このとき，患者の膝に介護者の膝を入れ，挟むように支えることが大切である。

4.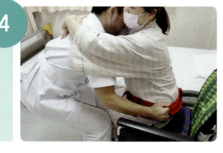
ゆっくりと着地する。

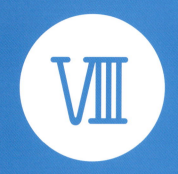

酸素療法

　酸素を必要とする患者は，近年，増加すると見込まれています。とくに，COPD（慢性閉塞性肺疾患）患者は，日本で500万人いると推測されています。低酸素血症改善のために，酸素は患者に必要です。また，在宅でも，酸素を濃縮して発生させる装置が保険適応で導入でき，酸素投与をしながら息切れと上手に生活をすることもできます。酸素を発生させるためには，機械が必要となります。本章では，酸素ボンベ・中央配管からの酸素流量計をセットする方法。また，在宅で使用する，酸素濃縮装置について紹介しています。

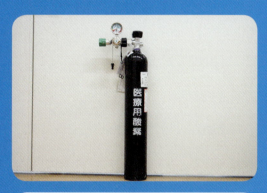

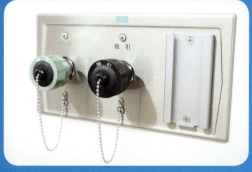

酸素ボンベの準備

目的　低酸素状態にある患者を搬送するときなどは，酸素ボンベの使用が必要である。酸素ボンベから吸入マスクへの接続を理解する。

必要物品
- ☐ 酸素ボンベ
- ☐ 酸素流量計
- ☐ 吸入器具
- ☐ ボンベ固定架台
- ☐ スパナ

手　順

1

防塵キャップ

必要物品の準備を行う。酸素ボンベは必ずボンベ架台に立てて使用する。酸素ボンベが新しい場合は封印シールと防塵キャップを外す。

2

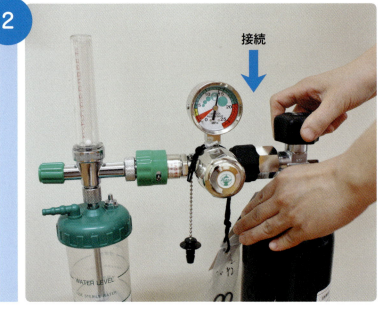

接続

圧力計を酸素ボンベに取り付ける。手の力では回らず接続できない場合は，スパナを使用する。流量計とも接続させて酸素投与の準備を完了する。

3

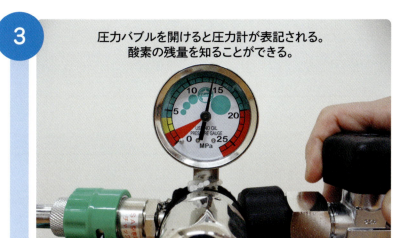

圧力バブルを開けると圧力計が表記される。
酸素の残量を知ることができる。

圧力計のバブルを開ける。

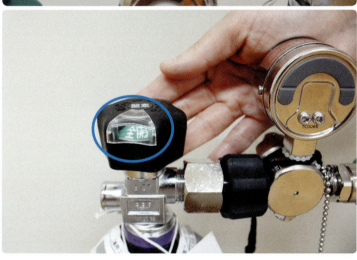

バルブを開けると開閉が表記される。

4

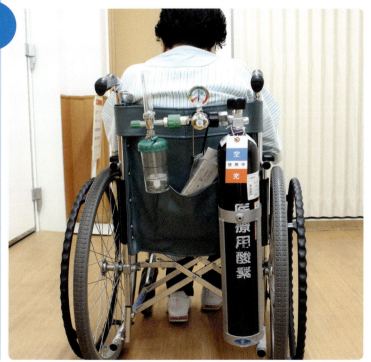

酸素ボンベの準備ができたら，指示された酸素投与量と鼻カニューレやマスクなど吸入器具をセットし，患者に投与する。酸素ボンベでの投与が終了したら，バルブを閉めて酸素架台に安定させて指定された保管場所に置く。
（病院では，患者移動の際に酸素ボンベを使用することが多い。ボンベは重くて不安定なため，必ず酸素架台を使用する）

酸素療法（中央配管からの酸素投与）

目的 病院や施設など中央配管から吸入マスクへの接続を理解する。

必要物品
- ☐ 酸素ボンベもしくは酸素の出る中央配管
- ☐ 酸素流量計　☐ 鼻カニューレ　☐ 酸素マスク

手順

1

必要物品の準備を行う

中央配管を確認し，酸素供給口があるかないか確認する。

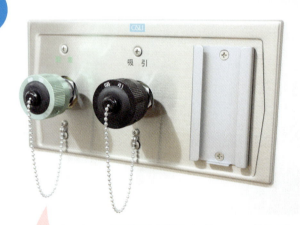

👍 **ポイント・コツ**　酸素供給口は緑色である。

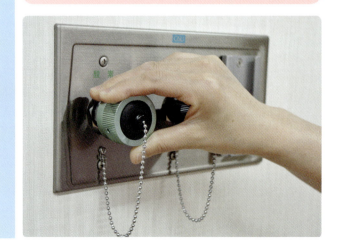

酸素流量計をセットする

2

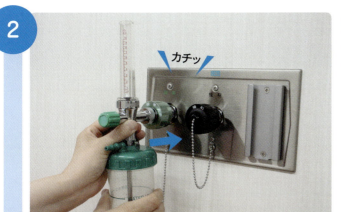
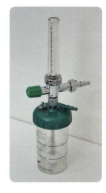

酸素供給口栓を開けて，酸素流量計をカチッと音がするまで差し込む。

3

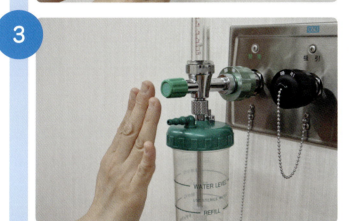

流量計を固定したら，酸素流量計の開閉口を開放し酸素が流れているか，手を当てて確認する。

4

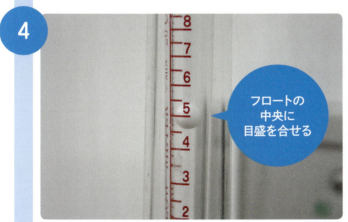

フロートの中央に目盛を合せる

流量計のフロートが上下することを確認し，指示され酸素量にセットし吸入器具を患者に装着する。

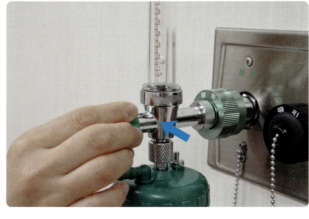

酸素量の調節は，酸素流量計開閉口を操作して行う。

医療用酸素濃縮装置

目的

在宅酸素療法（HOT）は，家庭で酸素を吸入することで，酸素不足を改善したり，肺高血圧症を予防する治療方法である。

家庭では，簡単な医療用酸素濃縮装置を使うことができる。

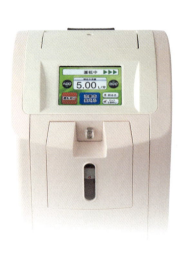
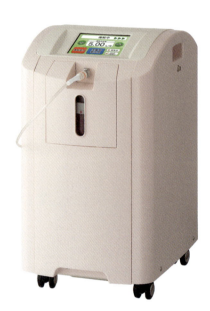

また，持ち運びに便利な携帯型酸素ボンベもある。持ち運びだけではなく，災害などで停電し医療用酸素濃縮装置が動かなくなった場合にも，備えることができる。

必要物品　□医療用酸素濃縮装置　　□電源　　□吸引器具

医療用酸素濃縮装置は，各社からいろいろと提供されている。この場合，医師の処方にて，健康保険証を使用する。機械は，保守管理や定期点検が必要となる。処方された医師の指導・管理のもと家庭へ適切な医療用酸素濃縮装置の設置をすすめる。

自己負担について

酸素濃縮装置と酸素ボンベを使用するケース
- ●1割負担の場合　　　7,380円／月
- ●2割負担の場合　　14,760円／月
- ●3割負担の場合　　22,140円／月

自己負担を軽減する高額療養費制度・高額介護合算療養費制度があるので，加入している公的医療保険の窓口（被保険者証の表面に記載）に相談する。

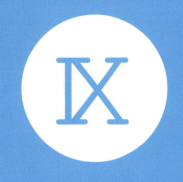

環境整備

　環境整備で大切な要素は，空気，室温，明るさ，音，臭いです。ほこりや有機物汚染は，人間にとって不快であり，病原菌の感染につながります。日常的に，病室，ベッドなどの清掃を行い，清潔で衛生的な患者の生活環境を意識しましょう。患者が快適に過ごせる場所を確保することは看護職の責務でもあります。

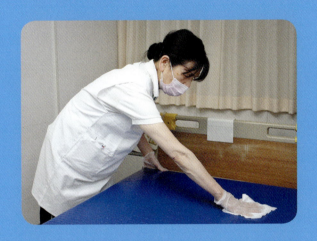

シーツ交換

目的 清潔で衛生的なベッドを作るためにもシーツ交換は重要である。シーツの敷き方が悪いと，シーツのしわが患者の皮膚を圧迫し，褥瘡を発生させたり，シーツの端に患者が引っかかり転倒することもあるので，正しい方法をマスターする。

必要物品
- □ シーツ（下シーツ，包布用シーツ，枕カバー）
- □ バスタオル　□ 介護者のマスク

手　順

1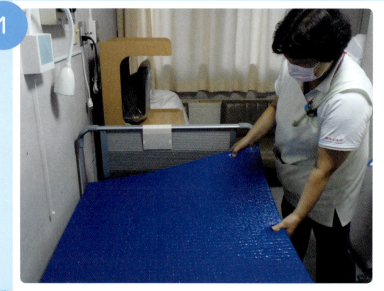

ベッドをフラットにする。シーツをすべて外しマットレスが汚れていたら清掃する。マットレスを頭側柵に当たるようにセットする（隙間ができないようにする）。

2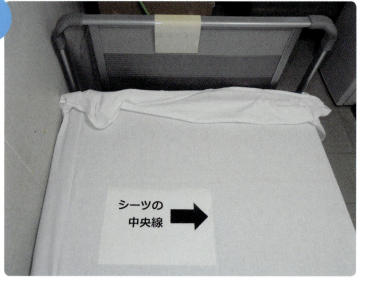

下シーツを敷く。下シーツの中央線がマットレスの中央になるようにセットする。

③

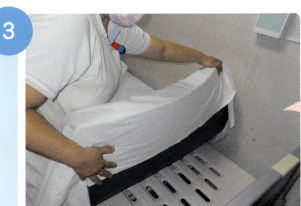

頭側のシーツからシーツのしわを伸ばしながら行う。

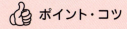

👍 **ポイント・コツ**

対角に引っ張りながら行うとしわができにくい。

マットレスを持ち上げる。

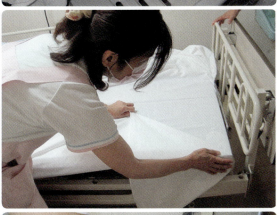

三角折りをする。

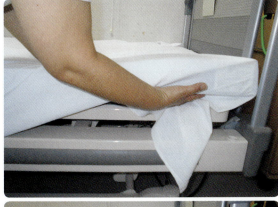

余分なシーツをマットレスの下に入れて完成。

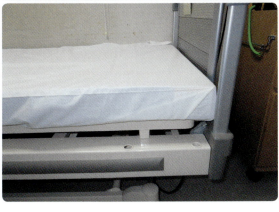

④ 上布団は，袋とじ部分が患者の足に引っかからないようにセットしておく。汚れているシーツは専用の袋にまとめて入れておく。

シーツ交換(床上安静を要する患者)

目的 患者を寝かせたままのシーツ交換の要領を習得する。シーツは,食事や排泄物などで汚染されたときに交換する。また,定期的なリネン交換の際も行う。

必要物品 ☐ 臥床患者の下シーツ　☐ 粘着ローラー

手　順

1

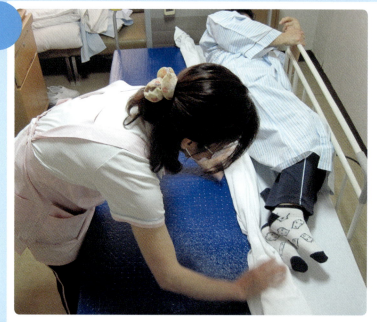

マットレスの下に,折り込んであるリネン類を引き出す。患者をベッド中央より向こうへ向かせる。
(患者が向く方向には,ベッド柵を設置して転落防止に努める)
古いリネン類を内側へ巻き込みながら,ベッド中央線を越え,患者の身体の下に入れる。

2

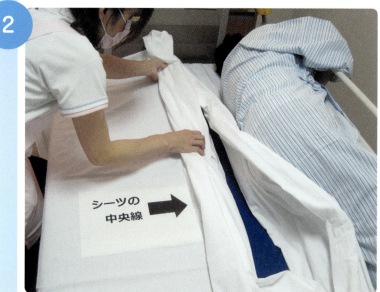

新しいシーツをベッド中央線に合わせて置き,手前に広げて敷き,側面は三角折りにしてマットレスの下に入れ込んでおく。敷けていない半分のシーツは,扇子折りにして古いリネン類の下に入れ込む。

③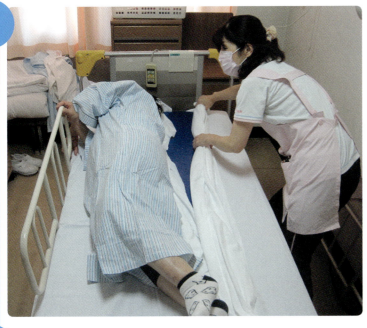

患者にシーツの中央線を越えて反対側へ向いてもらう。
（必ず患者の向くほうはベッド柵を設置する）
介護者は，患者の安全が確認できたらベッドの反対側へ移動し，ベッド柵を外し，古いリネン類と新しく敷いたシーツを水平に引っ張り，反対側も同じくマットレスの下に三角折りで入れ込む。

④ 上布団を患者にかける。
汚れているシーツは専用の袋に入れる。

ベッド周囲の清掃

> **目 的**　ベッド周囲の環境を清掃し，快適な環境を提供できるポイントをマスターする。整理整頓された快適な室内環境は，患者の生活活動の意欲，安寧をもたらし，健康回復へつながる。

手　順

1　室温，換気に配慮する

新鮮な空気が直接，患者に当たらないように，また，排泄や食事のときはカーテンやスクリーンを使用しプライバシーを守る。室温は20〜24℃，湿度は60％前後とする。排泄物などの特殊な臭いの除去のために消臭剤などを使用する場合もある。

2　清掃をする

ベッド回り，棚，窓などはほこりが立たないようにウェットタオルなどで汚れを拭き取る。床は，掃除機やモップなどできれいに清掃する。

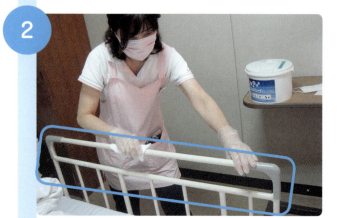

みんなが触るベッド柵は，とくに念入りに拭く。

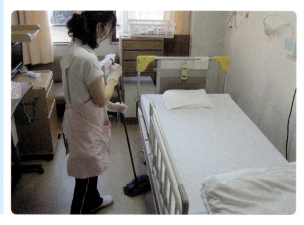

3

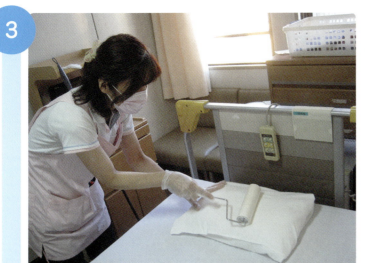

ベッドや布団は，粘着ローラーでゴミを除去する

ゴミ箱にゴミがあれば回収する。

頭元は，髪の毛などで汚れやすい。

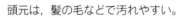

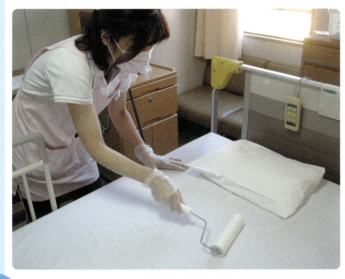

4

ベッドサイドの整理・整頓

安全性の確保のため，ベッド柵とストッパーは必ずかけておく。

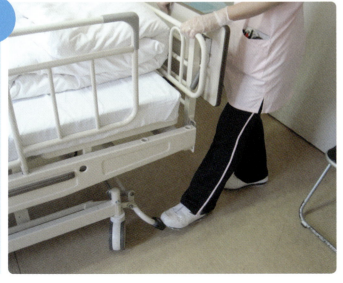

JCOPY 〈(社)出版者著作権管理機構 委託出版物〉
本書の無断複写は著作権法上での例外を除き禁じられています。
複写される場合は，そのつど事前に，下記の許諾を得てください。
(社)出版者著作権管理機構
TEL.03-5244-5088　FAX.03-5244-5089　e-mail：info@jcopy.or.jp

看護補助者のための
看護と介護の実技ブック

定価（本体価格 1,200 円＋税）

2019 年 6 月 15 日　　第 1 版第 1 刷発行

監　修	杉本　侃
発行者	佐藤　枢
発行所	株式会社　へるす出版

〒164-0001　東京都中野区中野 2-2-3
電話　（03）3384-8035（販売）　（03）3384-8155（編集）
振替　00180-7-175971
http://www.herusu-shuppan.co.jp

印刷所　広研印刷株式会社

©Tsuyoshi SUGIMOTO, 2019, Printed in Japan　　〈検印省略〉
落丁本，乱丁本はお取り替えいたします。
ISBN 978-4-89269-980-1